CHRISTINE FUCHS

RÄUCHERN IN DEN 12 RAUNÄCHTEN

Räucherstoffe für tiefe Rituale, Schutz und Heilung

nymphenburger

INHALT

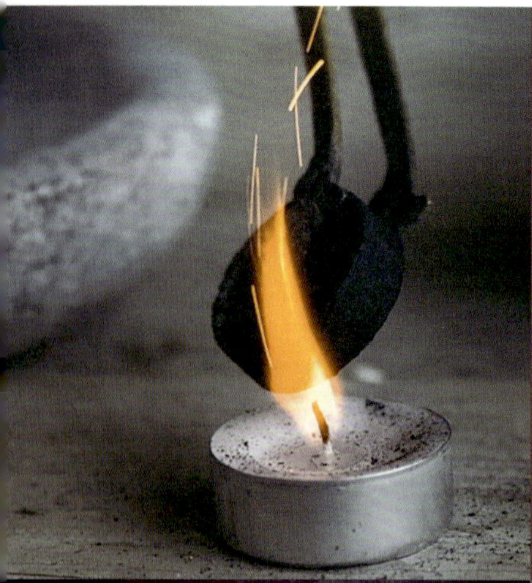

KULT ZWISCHEN NATURERLEBEN UND RELIGIÖSEM BRAUCHTUM

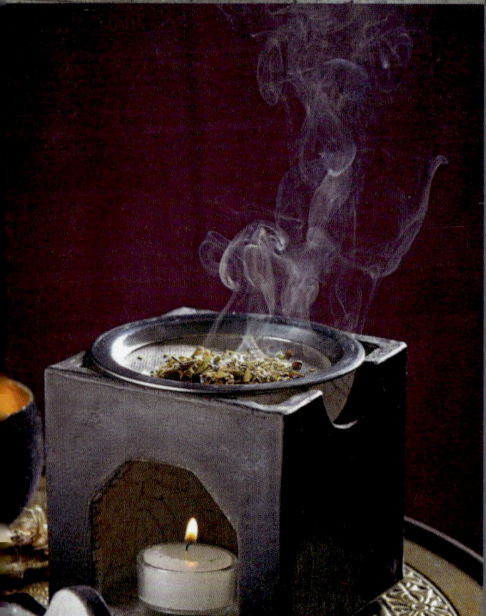

DER WEG DURCH DAS JAHR

DIE RAUNÄCHTE – DER KÖNIGSWEG DES RÄUCHERNS

SCHÖNE MATERIALIEN UND WUNDERBARE RÄUCHERSTOFFE

DIE RAUNÄCHTE-RENAISSANCE

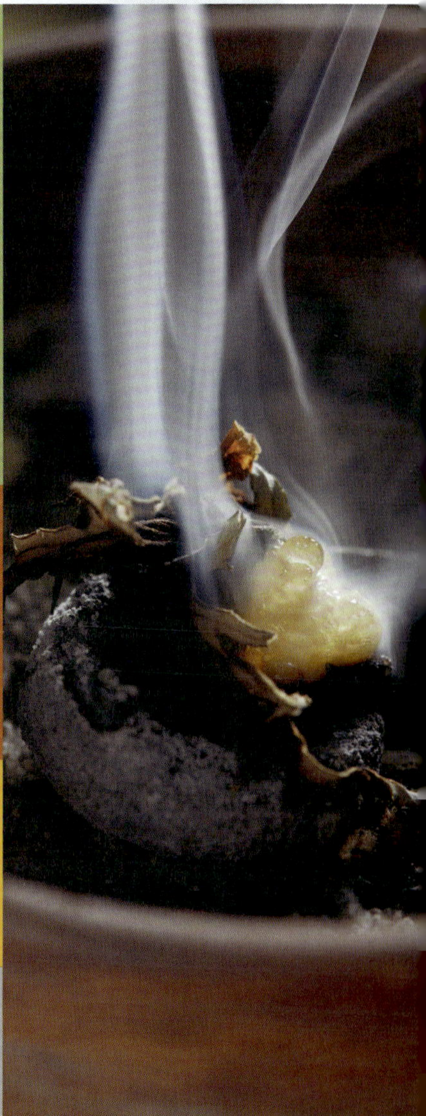

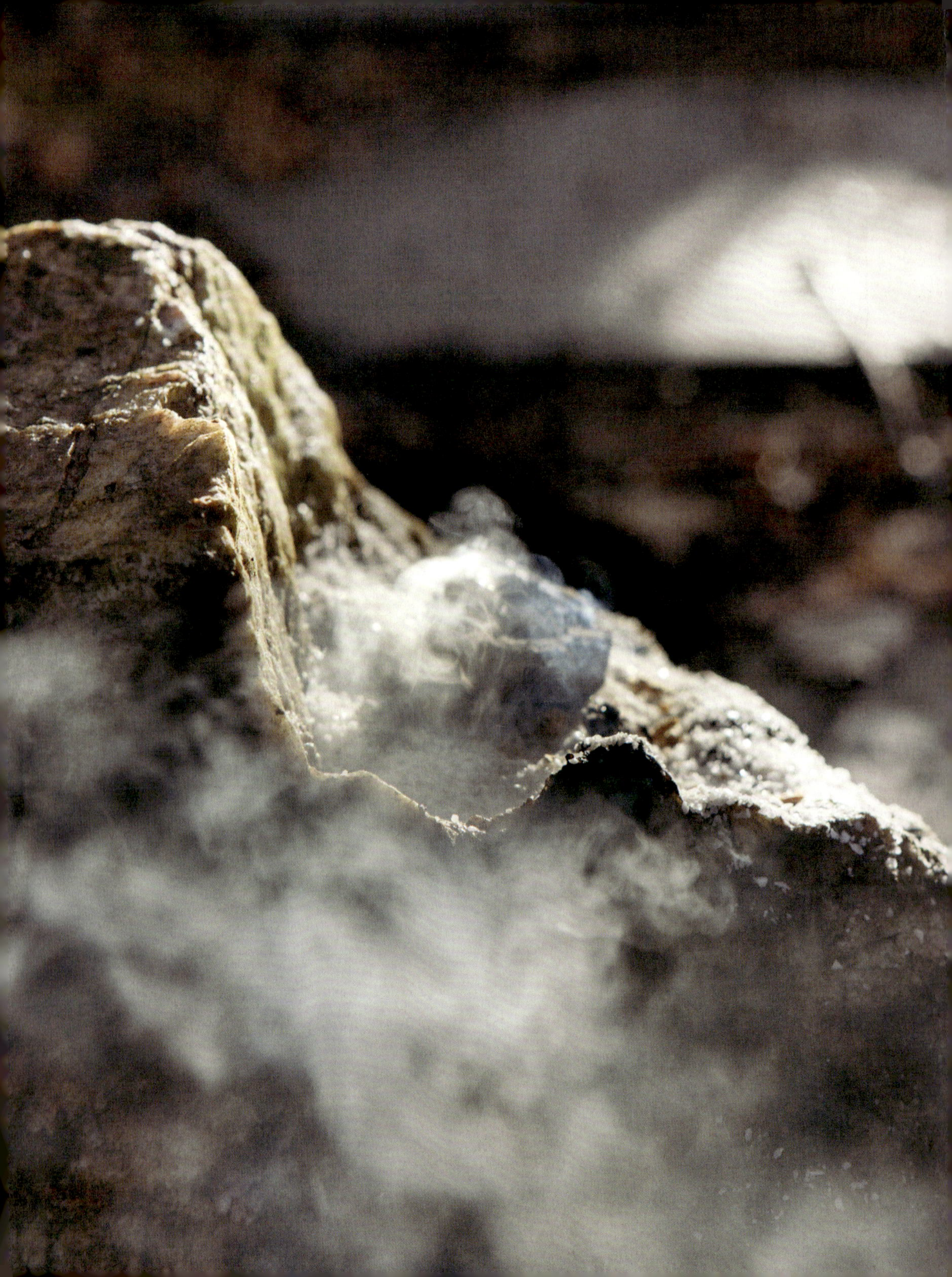

Kult zwischen Naturerleben und religiösem Brauchtum

Das Räuchern hängt eng mit Natur und Spiritualität zusammen: Anlass waren gerade in naturverbundenen Kulturen die verschiedenen Qualitäten des Jahreslaufs sowie die Verbindung zu Göttern und in die Geistwelt. Ausgangsbasis sind immer getrocknete Pflanzen und Harze von Bäumen.

BRÄUCHE UND RITEN UNSERER VORFAHREN

MIT DEN RHYTHMEN DER NATUR VERBUNDEN

Jahreskreisfeste erleben seit einigen Jahren eine Renaissance. Vor allem Frauen schließen sich immer öfter zu Gruppen zusammen, um sich gemeinsam den acht Wendepunkten im Jahr zu widmen. Es wird gefeiert, gelacht, getanzt oder auch verabschiedet, betrauert und losgelassen – passend zur jeweiligen Zeitqualität. Das Bedürfnis, mehr und mehr in natürliche Rhythmen einzutauchen, ist groß. So kommt auch oftmals der Wunsch auf nach mehr Informationen, nach Literatur zu den Abläufen der Rituale, so wie sie früher stattfanden. Ganz klar, dass dann auch die Frage entsteht, auf welche Überlieferungen und Traditionen wir überhaupt zurückgreifen können? Da fängt es an, schwierig zu werden ...

Denn mittlerweile hat sich herumgesprochen, dass unsere Vorfahren, die Kelten wie auch die Germanen, nicht zu den Großmeistern einer schriftlichen Überlieferung gehörten. Unser modernes Verlangen nach

Stimmungen in der Natur berühren unsere Seele.

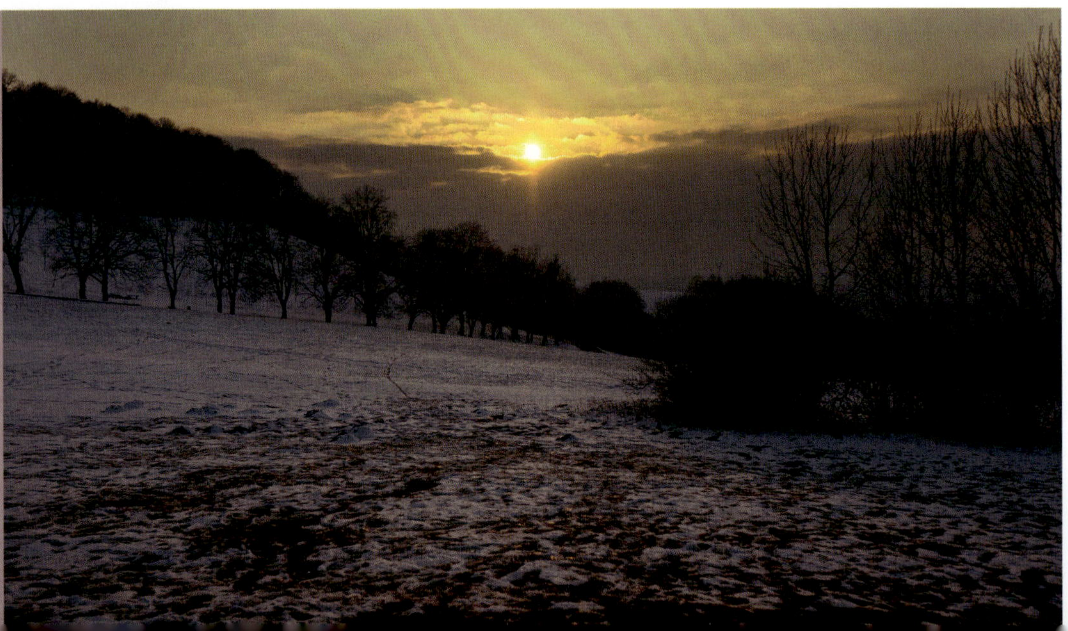

wissenschaftlichen, unverbindlichen Hintergründen und wasserdichten Informationen bekommen wir hier nicht gestillt. Dennoch liefert uns der Rückgriff auf die nordische Mythologie einiges an Material über vergangene Weltbilder, zum Beispiel über die herrschenden Götter in keltisch-germanischen Zeiten.

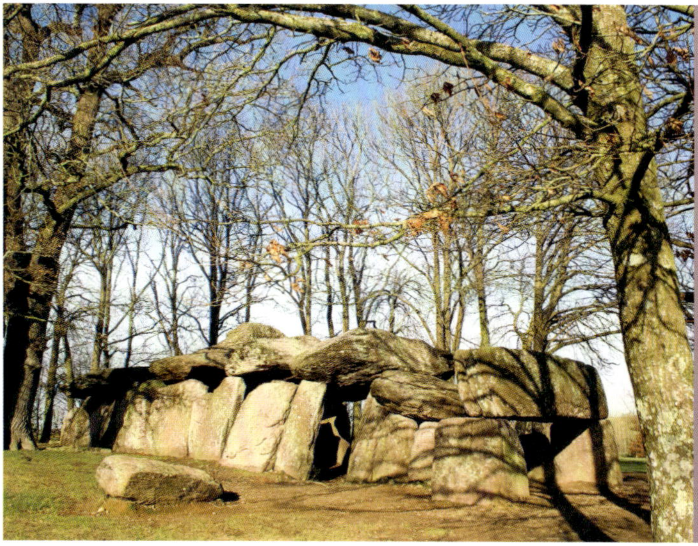

Hünengrab: ein Gruß aus der Zeit unserer Ahnen

Jede Jahresphase stand in enger Verbindung mit einer Gottheit oder einem Götterpaar. Die jeweilige göttliche Persönlichkeit und ihr Charakter leiteten sich aus den Vorgängen in der Natur ab. Aus Vorgängen also, die qualitativ über die Jahreszeiten hinweg wechseln – was wir wiederum in unserer Empfindung erspüren können. Das Verbundensein mit der Natur ist immer die Grundlage althergebrachter Riten und Feste: Die Orientierung an dem, was draußen vor sich geht.

Die Jahreszeiten bestimmten also das keltische und germanische Leben in ganz erheblichem Maß. Die Zeit empfanden die Menschen damals jedoch nicht wie wir heute als lineares Abticken von Minuten und Stunden, sondern als eine Kreisbewegung. Das Rad der ewig wechselnden Jahresqualitäten prägte die alten Stammeskulturen in Europa wie in der ganzen Welt. Sie waren eins mit der Natur, verstanden ihre Zeichen und Sprache. Nur durch diese ganz innige Verbindung überlebten sie. Jeder Baum, jeder Stein und jede Wasserquelle hat in einer solchen Weltsicht ein Bewusstsein und eine Seele. Naturgeister wie Elfen und Zwerge begleiten ganz selbstverständlich den Alltag.

Immer dann, wenn die Natur in einen offensichtlich anderen Zustand übergeht, würdigten die Altvorderen die vergangene Phase und begrüßten das Kommende. So entstanden auf ganz natürliche Weise die acht Speichen des Jahresrades. Doch was ist heute davon geblieben?

EUROPAS KULTUR – KELTEN, GERMANEN UND CHRISTEN

Die keltischen Gebiete wurden in der Zeit des Römischen Reiches von den Römern erobert. Zum Teil vermischte sich die keltische Kultur auch mit der Kultur der Germanen oder wurde von ihr verdrängt. Das sich nach der Zeitenwende langsam ausbreitende Christentum war der größte Impuls, dass die heidnischen Bräuche und Riten mehr und mehr verschwanden oder integriert wurden. Gerade die später sich etablierende Kirche übernahm eine Vielzahl heidnischer Rituale, die sich ursprünglich an der Natur orientierten. Aus keltischen oder germanischen Gottheiten wurden manch christliche Heilige.

So bekamen die jahreszeitlichen Feste nach und nach einen christlichen Charakter. Die ursprüngliche Basis blieb jedoch bestehen. Die Geburt des Lichtbringers Jesus Christus etwa wird in den Dezember gelegt, nahe an der Winter-Sonnwende, der jahreszeitlichen Geburt des Sonnenlichtes. Der Begriff *Ostern*, heute das wichtigste Kirchenfest, geht auf die germanische Frühjahrsgöttin *Ostara* zurück. Auch in der Bibel lesen wir einiges über Naturmythen, die auf heidnischem Gedankengut basieren. Die Verfasser der biblischen Texte integrierten es und setzten es in Bezug zur Heilsgeschichte des Christus.

Spuren aus der Zeit unserer Vorfahren sind noch immer zu finden.

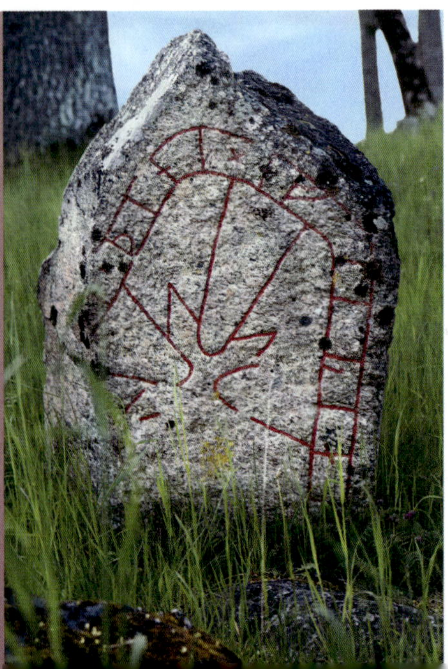

Das ist der eigentliche Unterschied zwischen den heidnischen und christlichen Jahresfesten: Die keltischen Jahresmarken symbolisieren einen Prozess, der die Natur zum Vorbild hat und in dem Geburt und Sterben einen immerwährenden Kreislauf darstellen. Der Weg durch das christliche Kirchenjahr stellt dagegen eher einen linearen Prozess dar, der sich an den Lebensphasen eines menschgewordenen Gottes orientiert: Die erwartete Geburt des Messias, die Geburt selbst, das Aufwachsen und Erwachsenwerden, das Reifen und Leiden bis hin zum Opfertod und zur Auferstehung. Wir begegnen im Christentum im Lauf der Jahresfeste immer wieder biografisch-menschlichen Themen – was uns wiederum sehr gut hilft, in eine eigene, tiefe Reflektion zu gehen.

MIT ORIENTIERUNG DURCH DAS JAHR

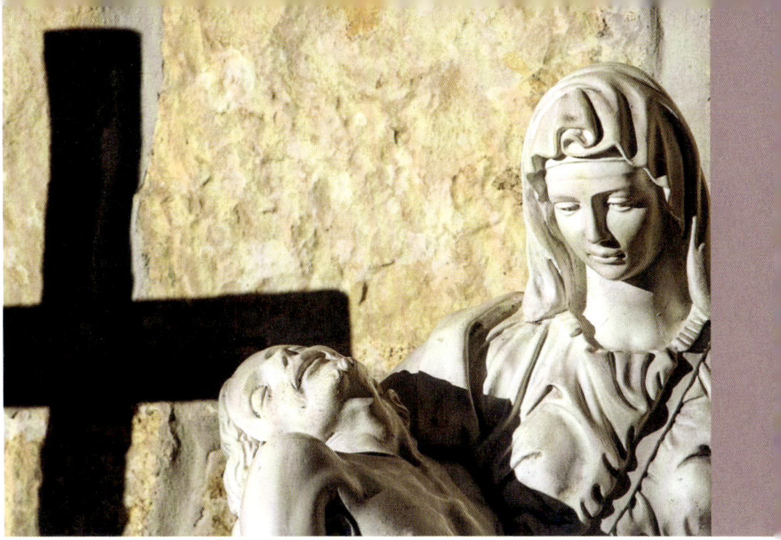

Neben Jesus spielt im Christlichen auch die Gottesmutter Maria eine große Rolle.

Die christlichen Feste entwickelten sich allmählich und greifen auf antike jüdische und heidnische Traditionen und Wurzeln zurück. Das macht das ganze recht komplex. Die Orientierung an der Natur beschert dem keltisch-germanischen Jahreslauf dagegen eine klare, durchgängige Logik. Kelten und Germanen warfen keinen Blick in den Kalender, um zu wissen, welches Fest zu welchem Zeitpunkt an der Reihe ist. Der Sonnenlauf gab ihnen die richtigen Hinweise. Wie oft aber fragen wir uns heute, wann dieses Jahr Ostern und Pfingsten oder wie die Feiertage insgesamt verteilt sind? Nur ein Blick in den Kalender gibt dann die richtige Antwort.

Weihnachten, Dreikönig, Ostern und Pfingsten orientieren sich am Leben und Sterben *Jesu*. Andere Feste sind von der Person *Marias* geprägt. Mit männlich wie weiblich geprägten Festtagen hat die frühe Kirche eine Sehnsucht der Menschen aufgenommen: Weibliche Göttinnen befinden sich in archaischen Kulturen oftmals auf Augenhöhe mit männlichen Gottheiten und spielen eine nicht minder bedeutende Rolle. Sie sind etwa Weberinnen der Schicksalsfäden, die die Zukunft vorhersagen. Die Gottesmutter Maria erfüllt, was früher auf mehrere göttliche Frauenschultern verteilt war. So steht sie für Mütterlichkeit, für die sorgende und nährende Mutter Erde, und ist eben die mütterliche Göttin schlechthin. Interessanterweise sind es so auch die Marienfeste wie *Mariä Lichtmess*, *Mariä Verkündung* oder *Mariä Himmelfahrt*, die eine deutliche Verbindung zur Natur haben.

Beides, der heidnische wie der christliche Weg durch das Jahr, bieten eine Plattform, um die eigene Person und das aktuelle Umfeld zu reflektieren. Auf welcher Basis das stattfindet, ob eher an der Natur oder am Wirken Jesu Christi orientiert, mag jeder selbst entscheiden. Wichtig in unseren dynamischen Zeiten ist, eine Art Anker zu setzen. Mehr denn je brauchen wir es heute, im Alltag ab und zu einen Stopp einzulegen. Belohnt werden wir mit einer klareren inneren Ausrichtung und Orientierung.

DAS RAD DES JAHRES KENNENLERNEN

ACHT JAHRESKREIS-FESTE UND IHRE QUALITÄT

Die wichtigen Wegmarken durch das Jahr sind kalendarisch festgelegt. Sie bewegen sich aber stets in einem zeitlichen Spielraum. Die Energie der Wegmarken können wir bereits Tage davor und danach wahrnehmen. Im Folgenden sind die überlieferten keltischen und germanischen Feste gelistet sowie ihre Entsprechung in der christlichen Tradition.

1. November – Samhain, Allerheiligen: Im keltisch-germanischen Kulturkreis ist das der eigentliche Winteranfang. Mutter Erde, die Natur, geht über in den letzten Teil des Jahreslaufes, seiner tiefsten und dunkelsten Phase. Das Tor ins Jenseits ist geöffnet, die Ahnen werden angerufen. Im christlichen Brauchtum schmücken wir die Gräber und gedenken still und in Verbundenheit der Toten.

21. Dezember, Winter-Sonnwende – Mittwinter, Jul, Alban Arthuan, Beginn der Weihnachtszeit: *Jul* bedeutet *geweihte Nächte.* Die Dunkelheit ist jetzt am tiefsten und längsten. Gleichzeitig wird das Licht, die Sonne, neu geboren. Bereits in der vorchristlichen Mithras-Religion wurde am 25. Dezember die *Geburt des Lichtes* gefeiert. Erst im 4. Jahrhundert nach Christus wird die Geburt Jesu als Weihnachten auf dieses Datum gelegt.

2. Februar – Imbolc, Mariä Lichtmess: Tief im *Bauch der Erde,* im keltischen *Imbolc* genannt, keimt der Same und schiebt durch die Erdoberfläche. Das Tageslicht dehnt sich bereits spürbar aus. Das Christentum feiert *Mariä Lichtmess.* Maria war vierzig Tage nach der Geburt Jesu wieder rein. Jetzt werden Kerzen geweiht, um das Licht Jesu Christi in die Welt hinauszutragen. Prozessionen ziehen durch Dorf und Stadt.

21. März, Frühjahrs-Tag-und-Nacht-Gleiche, Equinox – Fest der Ostara, Nähe zu Ostern: Tag und Nacht sind gleich lang. *Ostara,* die germanische Frühlingsgöttin mit ihren Symbolen wie Eier, Marienkäfer und Hase, bringt Fruchtbarkeit. In der christlichen Tradition ist *Ostern,* die Zeit des Todes wie der Auferstehung des Christus, ein beweglicher Feiertag. Er ist deshalb nicht mit der Frühjahrs-Tag-und-Nacht-Gleiche identisch.

1. Mai – Maifest, Beltane, Walpurgis, „Monat der Maria“: Bei den Kelten beginnt nun das Sommerhalbjahr, das Fröhlichkeit und lustvolles Feiern bringt. Es liegt genau gegenüber von Samhain am 1. November. Der 1. Mai findet im christlichen Glauben keine wirkliche Entsprechung. Nur in Bayern wird dieser Tag als *Marienfest* begangen. Die Kirche verbindet den Monat Mai als solchen aber mit Maria.

21. Juni, Sommer-Sonnwende – Mittsommer, Alban Hevin, Johanni: Die Sonne erreicht ihren Höchststand und das Ende ihrer Aufwärtsbewegung. Der längste Tag und die kürzeste Nacht des Jahres markieren einen wichtigen Wendepunkt. Bei den Kelten findet mit der Sommer-Sonnwende ein zwölf Tage lang währendes Fest der ausgelassenen Freude und des Dankes statt. Im Christentum wird der Geburt von *Johannes dem Täufer* gedacht.

1. August – Kräuterweihe, Schnitterinnen-Fest, Lammas, Lughnasad, Nähe zu Mariä Himmelfahrt: Am 1. August ist bei den Kelten das große Lichtfest *Lughnasad*, das bedeutet *Hochzeit des Lichtes*. Sie verehren damit *Lugh*, den *Herrn des Lichtes*. In diesem Fest der Fülle bedanken sie sich für die Ernte und würdigen die getane Arbeit. Am 15. August feiern Christen *Mariä Himmelfahrt* zur Ehre Marias und ihrer Aufnahme in den Himmel. Traditionell widmen sich gerade zu diesem Zeitpunkt die Frauen dem Sammeln und Binden von Kräuterbuschen.

Räuchern können wir das ganze Jahr über – so wie es auch die Alten taten.

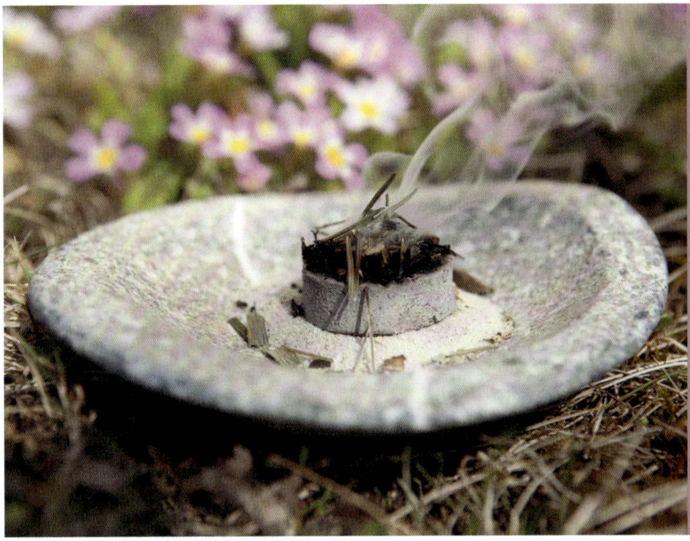

21. September, Herbst-Tag-und-Nacht-Gleiche, Equinox – Mabon, Alban Elved, Nähe zu Erntedank: In der keltisch-germanischen Tradition feiern die Menschen das Fest der Ernte und des Dankes. Es war gleichzeitig der Auftakt für die Wintervorbereitungen. In der christlichen Kultur wird das Erntedankfest erst etwas später, Anfang Oktober, gefeiert.

WINTERZEIT IST RÄUCHERZEIT

DIE MAGIE DES RAUCHES ERSPÜREN

Ein knisterndes, wärmendes Feuer gehört zum Winter wie ein Grillfest zum Sommer. Räuchern und Feuer sind ebenfalls untrennbar miteinander verbunden. Der Charakter des Feuers vereint in sich das Vernichtende und das Lebensspendende. Das ist gut zu sehen nach einem Waldbrand: Wo durch das Feuer zunächst nur tote Vegetation bleibt, entfaltet sich später umso rasanter eine neue Pflanzenwelt. Wir sind uns der puren Kraft des Feuers heute oftmals gar nicht mehr bewusst. Die Wärme kommt aus der Heizung, die Flamme aus dem Feuerzeug und die Hitze für die Nahrung spendet der Induktionsherd …

Doch wie war das vor Tausenden oder gar Hunderttausenden von Jahren? Die „Entdeckung“ und der zielgerichtete Gebrauch des Feuers gibt

Ein archaisches Erlebnis: Feuer ist Licht, Wärme und Magie – und verbindet.

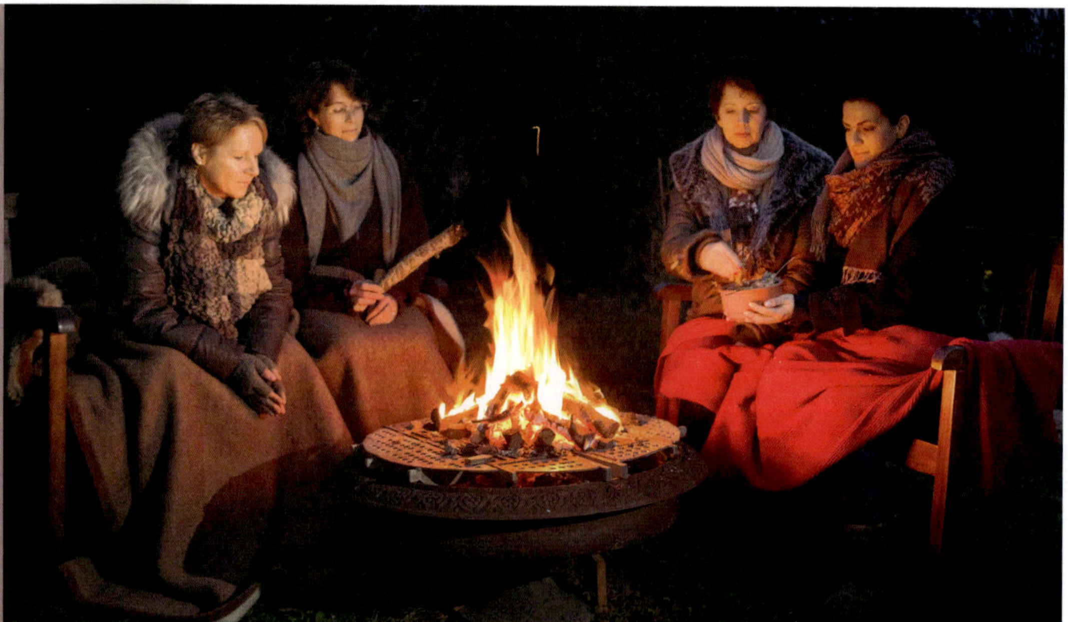

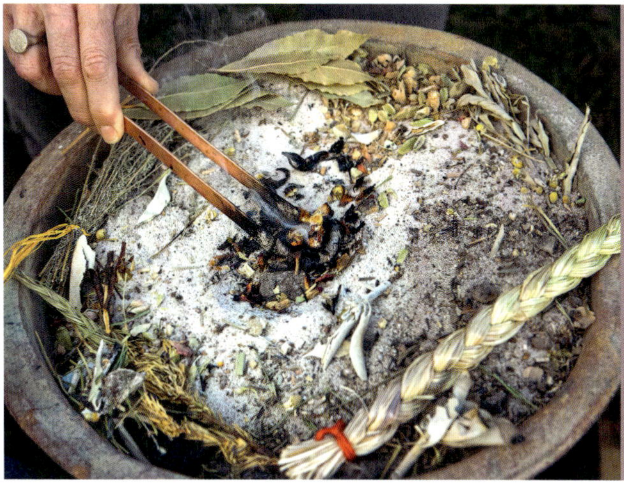

Ohne *Pflanzen gäbe es das Räuchern nicht.*

der menschlichen Entwicklung einen ordentlichen Schub. Dort, wo Feuer ist, ist Wärme, Schutz und Nahrung. Je schlauer der Mensch wird, desto besser wird er auch beim Thema Sicherung der Nahrung. Er findet heraus, dass das im Rauch hängende oder liegende Fleisch viel länger haltbar ist. Damit tut sich eine überlebenswichtige Möglichkeit für die Winterzeit auf.

Wissenschaftler sprechen von einer „archaischen Erinnerung", wenn wir Geräuchertes riechen. Ethnologen machen ebenfalls auf die Bedeutung des Lagerfeuers aufmerksam. Es wird als eines der bedeutendsten Lebenssymbole bezeichnet und verbindet alle Menschen weltweit miteinander: um ein Feuer sitzen, in die züngelnden Flammen schauen und den Geschichten des Tages lauschen – das spricht jeden Menschen ganz tief an. Kräuterbüschel, Hölzer und Samen werden ins Feuer geworfen, würzige Düfte heben oder besänftigen Stimmungen.

Wir alle erfassen noch immer ganz intuitiv die Wirkung duftenden Rauches. Hier geht es nicht um rationales Denken. Das Räuchern entwickelte sich über viele Jahrtausende zu einem eigenständigen Vorgang: Höhlen oder feste Behausungen reinigten Menschen seit Urzeiten mit einer Räucherung, ebenso wie ihre heiligen Plätze für Zeremonien. Heilkundige setzten Kräuter bei Krankheiten ein und begleiteten mit duftendem Rauch die Seele in die Anderswelt. Die Verbindung zur Geistwelt wurde mit Hilfe duftenden Rauches hergestellt – und mit ihm wurde auch den Göttern geopfert.

Heute wissen wir „wissenschaftlich fundiert", dass die menschliche Kommunikation durch die Nutzung des Feuers im wahrsten Sinn des Wortes „angeheizt" wird. Auch die Entwicklung der Sprache steht damit in Verbindung. Wir können immer wieder feststellen: Dort, wo geräuchert wird, sprechen die Menschen über andere Themen, es öffnet sich eine andere Ebene der Kommunikation. Bei Feuer und Rauch öffnen wir unser Herz und es wird leichter, über Gefühle zu sprechen. Der Grund: Räuchern spricht das „Bauchgehirn" an und verbindet uns mit der geistigen Dimension.

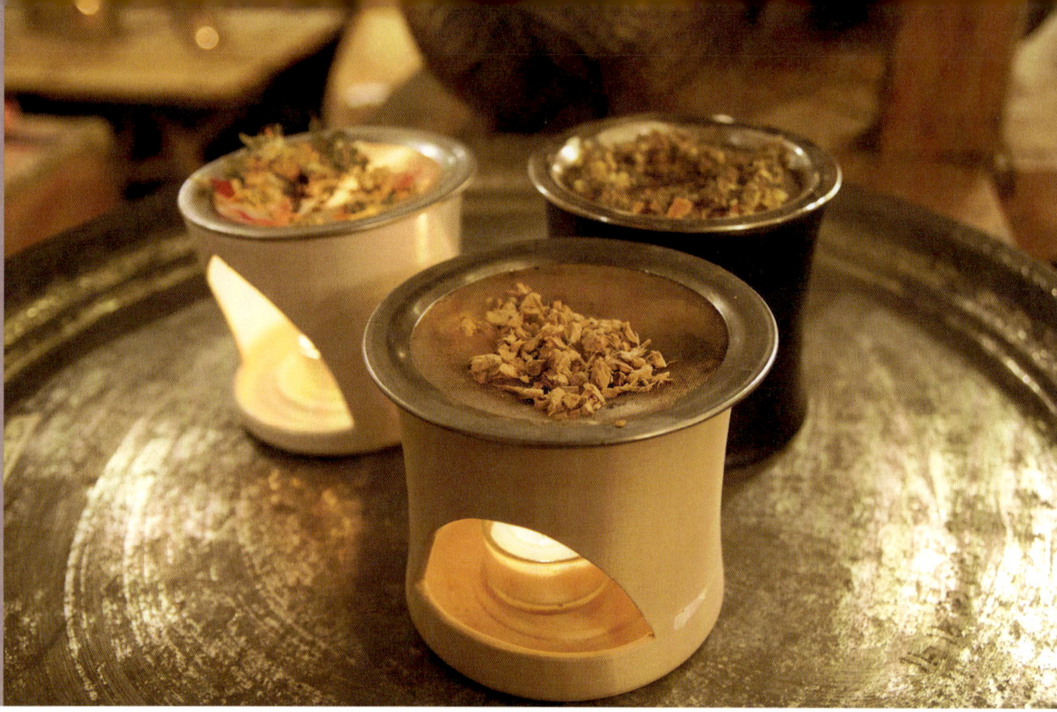

Im Winter lebt ein anderes Licht als im Sommer: sanfter, tiefer, seelischer.

IN DIE EIGENE SEELE ABTAUCHEN

Wie können wir selbst gerade in der Winterzeit das Räuchern als heilige, das heißt heil-machende Handlung in Verbindung mit der Kraft des Feuers nutzen? Der Winter ist körperlich wie seelisch eine anstrengende Zeit. Der Körper schaltet auf Winterschlaf um, der Organismus verlangsamt. Die Seele möchte es nun eher gemütlich, heimelig und warm. Wir lieben Kerzenschein und den Platz am Kamin.

Manche Menschen trauern auch dem Sommer nach. Heute werden November und Dezember innerlich abgespeichert als grau und nasskalt. So liegt es fast nahe, sich antriebslos zu fühlen und Trübsal zu blasen. Psychologen sprechen von einer „saisonalen Depression" und machen die Zirbeldrüse dafür mitverantwortlich. Dieses fingernagelgroße Organ sitzt im Gehirn und ist sehr lichtempfindlich. Werden die Tage kürzer, produziert es mehr Melatonin – das ist das Hormon, das den Schlaf fördert und müde macht. Das ist die eine Seite.

Die andere gibt es aber auch: Die Zeitqualität des Winters macht uns das persönliche Innehalten leichter. Genau jetzt ist der richtige Zeitpunkt für Stille und Rückzug. Das Räuchern unterstützt das. Wir tauchen in die winterlichen Jahreskreis-Themen ein und finden dabei oftmals erstaunliche Inspirationen und Antworten auf tiefgründige persönliche Fragen. Wir tauchen ein in den inneren Seelenraum.

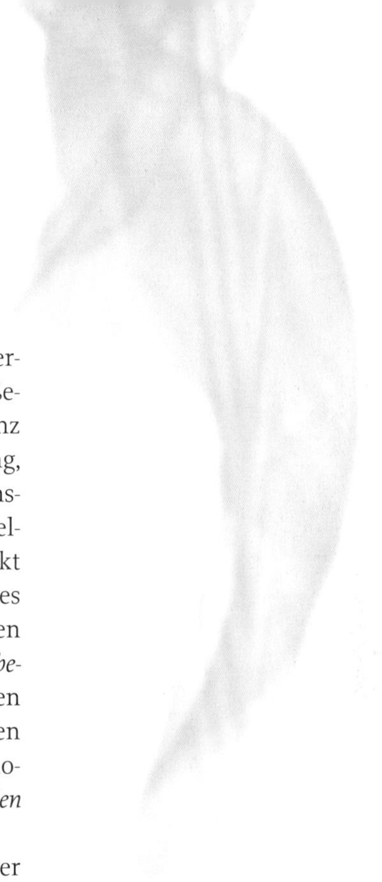

DIE KRAFT DER VERWANDLUNG NUTZEN

Feuer und duftender Rauch vollbringen im Winter eine wahre Meisterleistung für uns: Sie vermitteln zwischen dem inneren und einem äußeren Zustand und besitzen die Kraft der Verwandlung. Wir können ganz konkret beobachten, wie im Verbrennungsprozess eine Umwandlung, eine Transformation stattfindet. Feuer ist das einzige Element, das transformiert. Die anderen Elemente – Luft, Wasser, Erde – reinigen. Die zielgerichtete Kraft des Feuers umspannt dabei auch den reinigenden Aspekt sowie das Befruchtende, das Leben Spendende. Der *reinigende* Aspekt des Feuers unterstützt uns zum Beispiel beim Loslassen von Dingen, deren Zeit abgelaufen ist. Wir verabschieden uns von Vergangenem. Mit dem *befruchtenden* Feuerfunken wiederum setzen wir in unserem Inneren einen Impuls für das, was sich manifestieren soll in unserem Leben, wir laden gewissermaßen die Zukunft ein. Winterlichen Trübsinn und melancholische Schwere wiederum vertrauen wir am besten dem *transformierenden* Rauch an, der etwas Gegenwärtiges verwandelt.

Duftmoleküle besitzen eine eigene Schwingung, wie ein Klang oder eine Farbe. Diese Schwingung beeinflusst das Feld der Aura um unseren Körper und unsere Energiezentren (auch Chakren genannt). Wenn wir im Winter also hoch und schnell schwingende Harzdüfte wählen wie Mastix, Dammar, Sandarak, Olibanum oder erfrischende Kräuter wie Thymian, Rosmarin, Lavendel, Mädesüß und Alant, kann das die eigene Grundschwingung erhöhen und für eine zeitnah gefühlt bessere Stimmung sorgen.

Das Verglimmen von Pflanzenteilen setzt Schwingungen frei.

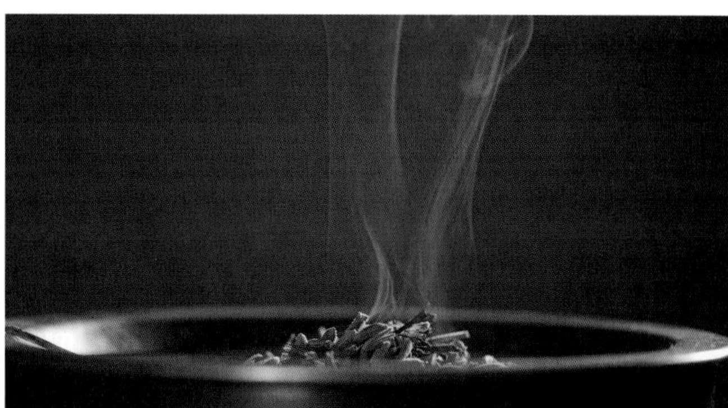

Auch das Beobachten des Rauches hat eine starke Wirkung auf die Seele. Denn die feste Materie, das getrocknete Pflanzenwerk, geht dabei in einen anderen Zustand über. Wir sehen den Rauch. Was am Ende bleibt, ist reine Asche. Die Transformation läuft auf einer äußerlich-sichtbaren und gleichzeitig auch unsichtbaren Ebene ab. Die Seele kann innerlich „nach- oder mitziehen“.

TRADITIONEN AUS MITTELEUROPA WIEDER BELEBEN

HALLOWEEN – EIN FRAGWÜRDIGER IMPORT

Es gibt auch bei uns noch immer „Überbleibsel“ alter Traditionen und Bräuche. Mancherorts werden sie noch ganz urtypisch angewendet. Manchmal zeigen sie sich vielleicht in einem aufgefrischten, neuen Gewand – ein andermal vielleicht auch etwas kommerzialisiert. Erzählungen über echte, authentische und altüberlieferte Bräuche muten oftmals magisch und mystisch an.

Halloween oder *All Hallows' Eve* (bedeutet: *Vorabend von Allerheiligen*) spielt dabei als Import aus den englisch-sprachigen Ländern eine eigene Rolle. Heute kommen wir – ob wir wollen oder nicht – kaum noch daran vorbei. Als fantasievolle Gestalten aus dem Reich der Unterwelt ziehen Kinder und Erwachsene in der Nacht vom 31. Oktober auf den 1. November durch die Straßen. Die Hausbewohner opfern den Geistern Süßes, ansonsten drohen freche Streiche. Kürbisse mit Fratzen bewachen Hauseingänge, um Böses abzuhalten. Abgesehen von der kommerziellen Auslegung von Halloween zeigt dieses Fest doch auch die Sehnsucht, sich mit den Themen der nichtsichtbaren Welt, der Verstorbenen und der Ahnen zu beschäftigen. Mit dem modernen Halloween begegnen wir traditionellen Überzeugungen meist in einer ziemlich verniedlichten und kaum ernst zu nehmenden Form.

HOF UND STALL AUSRÄUCHERN

Es geht aber auch anders: In ländlichen Gebieten wie dem Allgäu oder dem Appenzeller Land können wir den Brauch des Ausräucherns von Hof und Stallungen noch ganz ehrlich und gewachsen beobachten und mit etwas Glück sogar daran teilhaben. Die Bauern geben getrocknete Sommerkräuter oder eine Handvoll Weihrauch, Wacholderzweige und Stechpalme auf glimmende Holzkohle, die in eine Pfanne gelegt wird. Der aufsteigende Rauch verteilt sich in Wohnräumen, in Scheune und im Viehstall. Menschen wie Tiere sollen so von krankmachenden Geistern, Dämonen und „schlechten Energien“ befreit werden, um den Rest des Winters gut zu überstehen. Früher war es eine Frage der Existenz, das Vieh gesund über den Winter zu bringen.

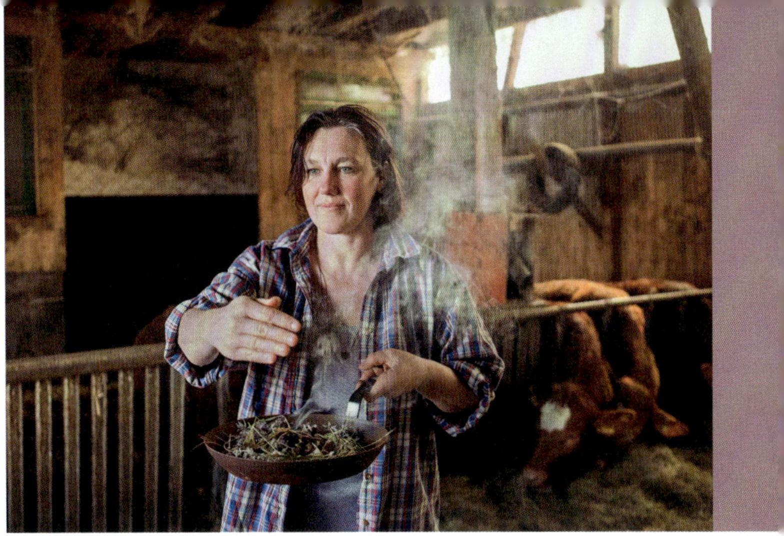

Im Allgäu hat sich mancherorts der Brauch gehalten, Hof und Stall zu räuchern.

Rauch und Duft wirken gerade in der Winterzeit und verstärkt in den Raunächten auf zwei Ebenen. Der Duft sommerlicher Kräuter während der dunklen Wintermonate sorgt zum einen dafür, dass sich die Stimmung hebt und Zuversicht ausbreitet. Zum anderen vermittelt er ganz selbstverständlich den Kontakt mit der unsichtbaren Welt. Das Räuchern war in früheren Zeiten immer mit der Vorstellung verbunden, Göttern, Heiligen und auch den Naturwesen ein Opfer zu bringen. Das innere Bild wohlwollender Wesen aus der Anderswelt beruhigte die Menschen und schenkte ihnen Kraft für die bevorstehenden Winterwochen.

DIE STERNSINGER KOMMEN …

Die *Sternsinger* verkörpern eine Tradition aus dem christlichen Glauben. Zwischen Weihnachten und dem 6. Januar ziehen Kinder, verkleidet als *Heilige Drei Könige*, durch die Straßen. Sie singen Lieder, räuchern mit Weihrauch und sammeln Geld für wohltätige Zwecke. Als Dankeschön hinterlassen sie Segenssprüche an Türen mit den Insignien *C-M-B*, was im Volksglauben meist als *Caspar, Melchior und Balthasar* gedeutet wird. Die eigentliche Bedeutung jedoch ist der lateinische Spruch: *Christus mansionem benedicat*, also *Christus segne dieses Haus.*

Ist es ein Zufall, dass diese Insignien identisch sind mit den drei wichtigsten Frauen des Vorchristentums aus der nordischen Mythologie: den Schicksalsgöttinnen oder Nornen *Katharina, Margaret* und *Barbara*? Sie sind die bestimmenden Frauen, die für Vergangenheit, Gegenwart und Zukunft stehen. Bei näherer Beschäftigung ergeben sich oftmals erstaunliche Verbindungen zwischen den christlichen und heidnischen Naturreligionen.

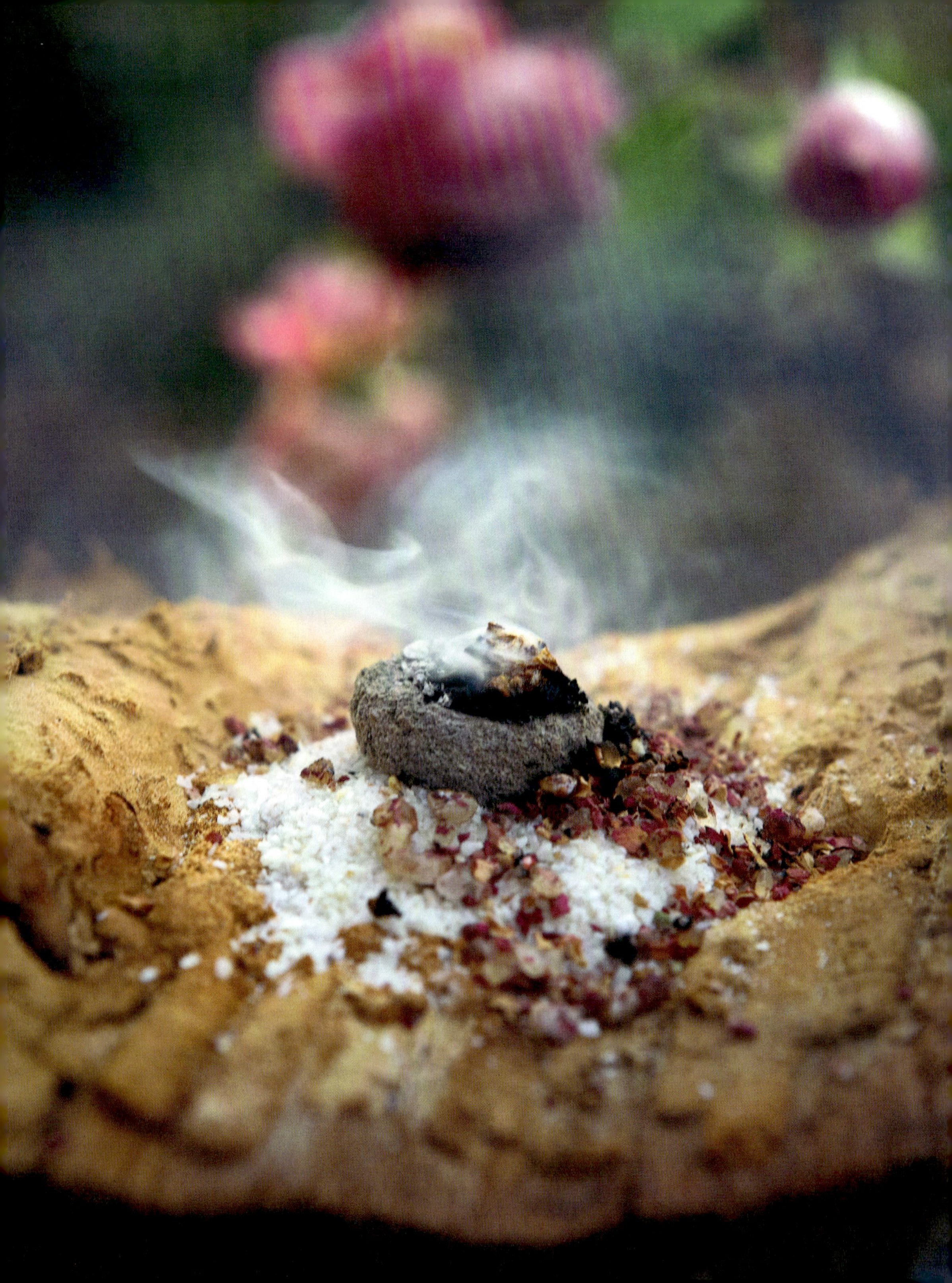

Der Weg durch das Jahr

Früher war es selbstverständlich und bestimmte den Alltag unserer Vorfahren: Die dunkle Zeit des Jahres lässt sich in Abschnitte oder Wegmarken aufteilen, die eine eigene Bedeutung und Stimmung haben. Mit etwas Achtsamkeit und Übung können wir gerade diese Herbst- und Winterfeste neu und kraftvoll erleben.

DIE WEGMARKEN DER WINTERZEIT

EINATMEN UND AUSATMEN

Der keltisch-germanische Jahreskreis teilt sich in eine dunkle und eine helle Hälfte: Vom 21. Dezember oder der Winter-Sonnwende bis zum 21. Juni, der Sommer-Sonnwende, herrscht die helle Jahreszeit. Die Erde atmet aus und bringt das Keimen, Gedeihen, Ernten und die Fülle hervor. Ab der Sommer-Sonnwende atmet sie wieder ein. Sie zieht dann ihre Kräfte tief in sich zurück, die Natur stirbt ab. Wir tauchen ein in die dunkle Jahreszeit, die ihren Höhepunkt an der Winter-Sonnwende erreicht. Die Erde hält dann den Atem an, um danach wieder auszuatmen. Das Rad steht also still, um sich dann wieder langsam in Bewegung zu setzen.

Vielleicht fällt es uns heutzutage schwer, uns auf diese Vorstellung einzulassen. Bereits auf dem Höhepunkt des Sommers sollen wir uns die dunkle Jahreshälfte vergegenwärtigen?

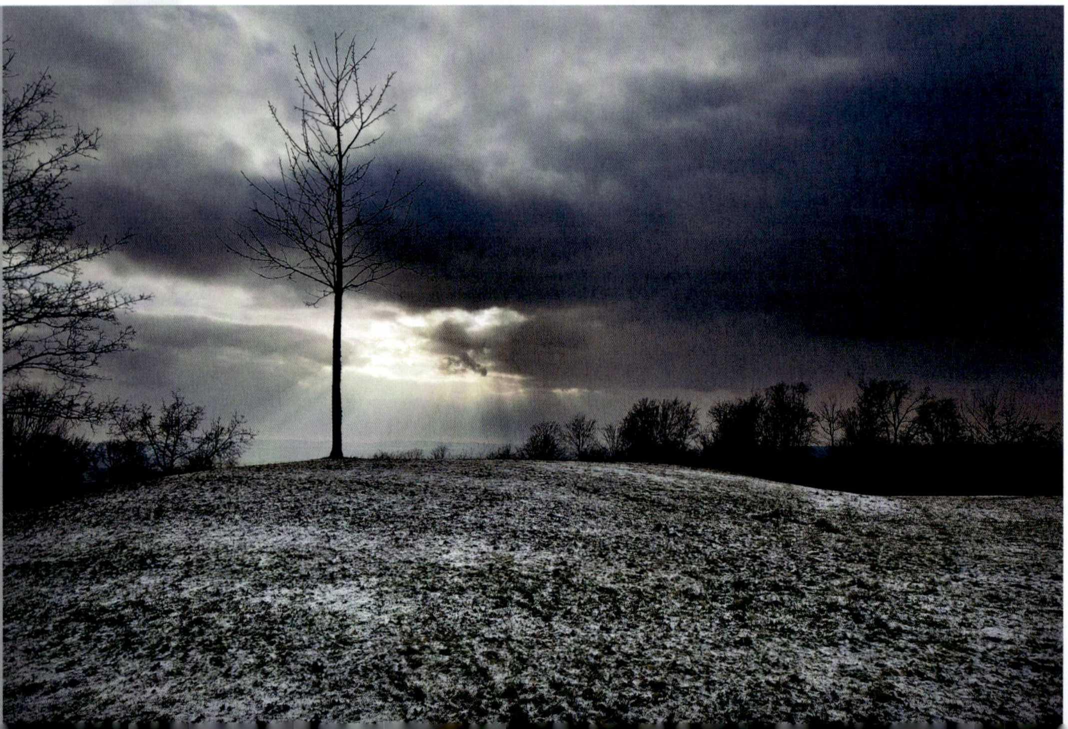

Die Nächte werden länger, es wird dunkel und kalt: Die Natur zieht sich zurück.

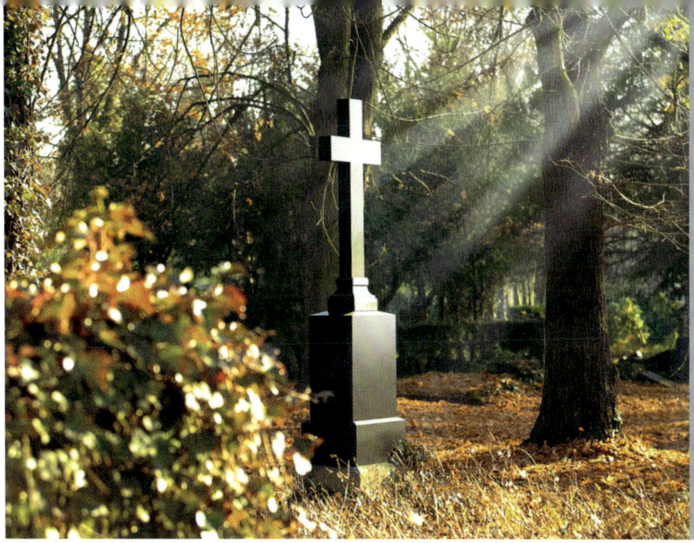

Ja, denn bei geschulter Wahrnehmung der Natur merken wir ab der Sonnenwende: Die Tage werden kürzer, schleichend zwar, aber spürbar. Auch wenn uns die auf Sommerzeit umgestellte Uhr noch etwas anderes vorzugaukeln versucht. Den Blick in den Kalender braucht es also nicht, wenn wir mit dem Rad des Jahres, mit dem Rhythmus der Natur leben. Wir nehmen veränderte Stimmungen in der Natur selbst wahr, manchmal auch ganz deutlich bestimmte Übergänge.

Gerade an Kraftorten lassen sich Naturstimmungen oftmals deutlich greifen.

SECHS ZEIT-QUALITÄTEN DES WINTERS

Die Feste der dunklen Winterzeit symbolisieren deutlich den Rückzug der Natur. In qualitativ verschiedenen Ausgestaltungen zieht sich dieser Prozess stufenweise von September bis Anfang Februar durch die kalte Jahreszeit hindurch.

1. Herbstbeginn, Herbst-Tag-und-Nacht-Gleiche, Mabon, 21. September: Der goldene Herbst ist da: Ein letztes Festhalten am Sommer hält sich die Waage mit dem langsamen Abschied von vielen Aufenthalten im Freien. Die Ernte ist nahezu eingebracht. Das vegetative Leben beginnt abzusterben, die Säfte der Pflanzen ziehen sich tief in die Wurzeln zurück. Wir bereiten uns nun wieder auf das Leben in Räumen vor. Mit Wehmut nehmen wir Abschied von dem spritzigen Lebensgefühl des Sommers. Wir graben die Wurzeln von Alant, Beifuß und Angelika aus, um den Räuchervorrat aufzustocken.

2. Allerheiligen, Samhain, 1. November: Nasse, graue, kalte, kurze Tage und lange Nächte begleiten uns. Der menschliche Organismus schaltet ein paar Gänge zurück, alles wird manchmal mühevoller, zumindest langsamer. Das vegetative Leben ist zum Stillstand gekommen, alles liegt brach. Die Natur hat sich für das Nichts-Tun entschieden und sammelt ihre Kräfte. Wir befinden uns in der Zeit des Innehaltens, der Ruhe und des Stillstandes. Bei einem Spaziergang spüren wir diese Qualitäten ganz deutlich. Nichts regt sich, alles ist erstarrt, alles schläft.

3. **Advent, Winter-Sonnwende, Weihnachtszeit, 21. Dezember:** Das ist die Zeit der Vorbereitung auf einen ganz besonderen Höhepunkt. Die Tage werden noch kürzer, die Nächte länger und länger. Wir erwarten nun die Ankunft des neuen Lichtes in Form der wieder aufsteigenden Sonne oder der Geburt Jesu Christi als Bringer des Lichts. Vieles will in dieser Zeit zum Abschluss kommen. Unsere Vorfahren rückten in dieser dunklen Zeit zusammen, um sich gegenseitig menschliche Wärme zu schenken. Auch heute ist diese Sehnsucht geblieben. Gerade in der kalten und dunkelsten Zeit des Jahres drängt es uns, die menschlichen Grundbedürfnisse nach Nähe, Wärme und Herzlichkeit zu erfüllen. Zum letzten Mal im Jahr treffen wir Freunde und Kollegen oder telefonieren noch einmal ausführlich mit jenen, die entfernt von uns leben. Wir freuen uns auf entspannte Tage mit der Familie und auf mehr Zeit für den Partner.

Das Weihnachtsfest ist der Höhepunkt dieser Zeit – und erfüllt von Kerzenlicht, duftenden Tannenzweigen, rotem Schmuck und natürlich freudestrahlenden Gesichtern. Es sind eher die Herzensgeschenke, um die es dabei geht, weniger der heute übliche materielle Konsum. Denn den Menschen selbst wurde Herzenskraft und Licht geschenkt durch die Geburt des Heilands zur Zeitenwende.

4. **Heilige Nächte, Raunächte**: Nach der Vorbereitungszeit und mit dem weihnachtlichen Höhepunkt kommen ganz besondere Tage und Nächte. Wir erinnern uns, dass nun das Rad des Jahres für eine kurze Zeit still steht. Das neugeborene Licht braucht sozusagen Zeit, um sich zu stabilisieren. Für uns bedeutet das: Wir dürfen Altes in der Rückschau auf das Jahr bereinigen und uns gedanklich-seelisch freischaufeln. Das ist so etwas wie ein atmosphärisches Großreinemachen. So wie wir jetzt – neu geboren – mit unserem inneren Licht umgehen, so zeigt sich uns auch das kommende Jahr. Es ist eine Zeit des behutsamen, aber auch neugierigen Ausblicks auf das, was in den nächsten zwölf Monaten kommen wird.

Jetzt genießen wir die ruhigsten Tage des Jahres gemütlich zuhause oder gehen in die Skiferien. Auch das ist eine Form des Nachklangs. So oder so: Die Raunächte sind die persönliche Zeit des Nichtstuns. Wir lassen die Seele baumeln und dürfen vollkommen all jenes in den Mittelpunkt stellen, was uns nährt und Kraft gibt für den Start ins Neue Jahr. Auch das Silvesterfest kann eine gute Gelegenheit sein, Bilanz zu ziehen und mit guten Vorsätzen weiterzumachen.

Gerade am letzten Tag des Jahres ballt sich zusammen, wofür uns die Raunächte zwölf Tage zur Verfügung stellen. Traditionell soll mit dem Lärm und den Lichtblitzen des Feuerwerks den Geistern des Winters – anders ausgedrückt: den Altlasten des Jahres – der Garaus gemacht werden, um das neu Kommende nicht zu gefährden. Glücksbringer und gute Vorsätze im Sinne eines guten Umganges mit dem eigenen inneren Licht begleiten den Start ins Zukünftige.

5. Heilige Drei Könige, Epiphanias, 6. Januar: Das ist zugleich Abschluss der Heiligen Zwölf Nächte wie Auftakt ins neue Jahr. Das neu geborene Licht ist jetzt kraftvoll genug, um sich weiter zu verbreiten. *Epiphanias* bedeutet, dass nun *der Herr auf Erden erschienen* ist. Die Heiligen Drei Könige lenken den Blick auf das Jesus-Kind in der Krippe, den zukünftigen Lichtbringer, auf dass die ganze Welt davon erfahren möge. Ganz analog dazu nimmt in der Natur die Höhe des Sonnenbogens zu. Der Neubeginn ist spürbar. Alle damit verbundenen Hoffnungen, Wünsche und Visionen begleiten wir mit den besten Gedanken und Segenswünschen, damit sie sich im Alltag manifestieren.

Zu ganz naturverbundenen Erfahrungen führt es, draußen zu räuchern.

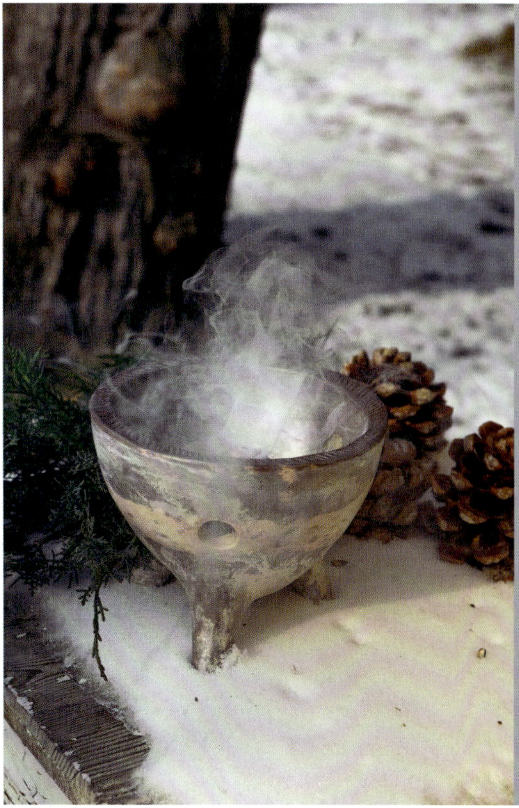

6. Mariä Lichtmess, Imbolc, 2. Februar: Der Winter ist „besiegt“. Die Tage sind länger, heller, klarer. Die Sonne wärmt bereits, auch wenn ihre Strahlen noch schwach sind. Doch nun ist das Werdende nicht mehr aufzuhalten. Die Samenkörner regen sich in der Erde, sie treiben unaufhaltsam dem Licht entgegen und manche von ihnen stoßen bereits jetzt mit unbändiger Energie an die Oberfläche.

Um sich intensiv mit den sechs Wegmarken der Winterzeit zu verbinden, bedarf es nicht viel: Neugier, Muße und Vorfreude auf neue Erfahrungen reichen aus. Auf den folgenden Seiten bekommen Sie dafür Anregungen und können stärker in die Hintergründe der Zeitqualitäten eintauchen.

HERBSTBEGINN – DAS LICHT VERSCHWINDET

AUS DEM GLEICHGEWICHT IN DIE DUNKLE ZEIT

Die Herbst-Tag-und-Nacht-Gleiche macht es deutlich: Es herrscht das perfekte Gleichgewicht zwischen Hell und Dunkel. Tag und Nacht halten sich die Waage – und doch ist der Umschwung bereits spürbar. Die Nächte sind ab jetzt länger als die Tage. Wir können den Übergang förmlich greifen. Einerseits ernten wir noch Obst und Gemüse, und eine Fülle an Äpfeln, Nüssen, Kürbissen und anderen Feldfrüchten bestimmt das Bild auf bunten, fast überladen wirkenden Märkten. Andererseits verfärben sich die Bäume und dichter Morgennebel begleitet uns auf der Fahrt ins Büro. Die Zeit ist gekommen, dass wir uns für die fruchtbare Erde und die Fülle der Ernte bedanken.

Im Christentum und dem Gregorianischen Kalender finden zeitnah mehrere Ereignisse statt: Der 21. September markiert die traditionelle Herbst-Tag-und-Nacht-Gleiche, der 23. September dagegen den kalendarischen Herbstbeginn. Am 29. September findet *Michaeli* statt, das Fest des *Erzengels Michael.* Es markiert ebenfalls den Übergang vom Sommer in den Herbst. In der christlichen Ikonographie wird er auch oftmals als *Sankt Georg* dargestellt, der mit seinem Schwert an der Seite der Menschen kämpft oder den Drachen mit seinem Speer in die Tiefe stößt. Michael, der sich auch im *Deutschen Michel* wiederfindet, schützt uns beim Übergang in die dunkle Jahreszeit, in der das Unsichtbare vorherrscht und das Sicht- und Greifbare in den Herbstnebeln verschwindet. Er begleitet außerdem die Seelen der Verstorbenen ins Jenseits. Diese Aufgabe passt gut zu Samhain und Allerheiligen, dem Zeitpunkt, an dem wir in Mittel- und Nordeuropa der Verstorbenen gedenken und sie ehren.

Ein weiteres Ereignis findet am ersten Sonntag im Oktober statt. Im Gottesdienst wird das *Erntedankfest* gefeiert, um die Kraft der Natur anzuerkennen und für ihre Gaben zu danken. In der keltischen Tradition findet bereits am 21. September das Erntefest statt, das ebenfalls ein Fest der Fülle und des Dankes ist. Für unsere Vorfahren standen weder technische

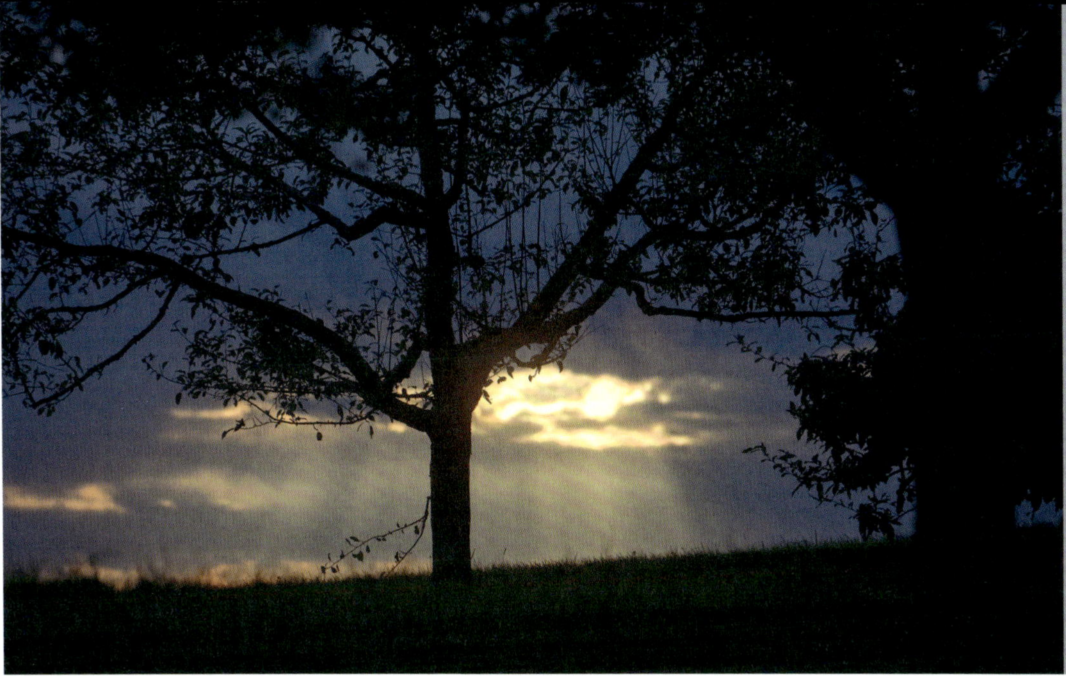

Erntehelfer noch Tiefkühltruhen zur Verfügung. Deswegen entschieden das Ausmaß und die Qualität der Ernte darüber, ob eine Hungersnot hereinbrach oder ob die Menschen gut über den Winter kamen.

Wenn das äußere Licht abnimmt, kann das innere wachsen.

DIE PERSÖNLICHE ERNTE EINFAHREN

Die persönliche Rückschau offenbart, was wir dieses Jahr gesät und geerntet haben. Wir können beim Räuchern einen Blick auf unsere Gratwanderungen werfen und uns fragen: Wo sind die hellen und wo die dunklen Seiten im vergangenen Jahr oder überhaupt in unserem Leben zu entdecken? Übertragen auf die moderne Zeit können wir uns jetzt noch einmal im Außen umschauen: Wie sieht meine persönliche Ernte aus? Wofür möchte ich dankbar sein? Um die Energie der Zeitqualität zu nutzen, die für Balance steht, können wir uns fragen: Wovon gibt es zu viel, zu wenig in meinem Leben? Was will ich zurücklassen? Wovon möchte ich mich verabschieden?

Sich auf den Winter vorzubereiten heißt auch, sich von Belastendem zu trennen und dem wirklich Notwendigen Bedeutung zu geben. Jetzt ist der ideale Zeitpunkt, sich ein Räucher-Tagebuch anzulegen. Es ist schön zu verfolgen, was sich das Jahr über entwickelt hat. Eine begleitende Räucherung lockt oft ganz Erstaunliches heraus. Manchmal ist es ganz verblüffend zu erkennen, welche persönliche Entwicklung und Fortschritte aus den Notizen heraussprechen.

ALLERHEILIGEN UND SAMHAIN – DIE VERSTORBENEN EHREN

DAS TOR IST GEÖFFNET

Kurze, nasskalte, graue Tage bestimmen den November. Die Sonne steht tief, Kraft und Wärme lassen nach. Lange Nächte, Nebelschleier, welkes Laub prägen das Bild in der Natur. Es beginnt die dunkelste Zeit des Jahres. Das Licht nimmt bis zur Winter-Sonnwende beständig und deutlich spürbar ab. Die Menschen suchen die Wärme der eigenen vier Wände. Für naturverbundene Ernter sind Pflanzen nun tabu, die letzten Kräuter bleiben stehen, Wurzeln werden nicht mehr gegraben. Alles gehört ab jetzt Mutter Erde und den Geistern der Unterwelt.

Es tut gut, sich ab und zu mit den Verstorbenen zu verbinden.

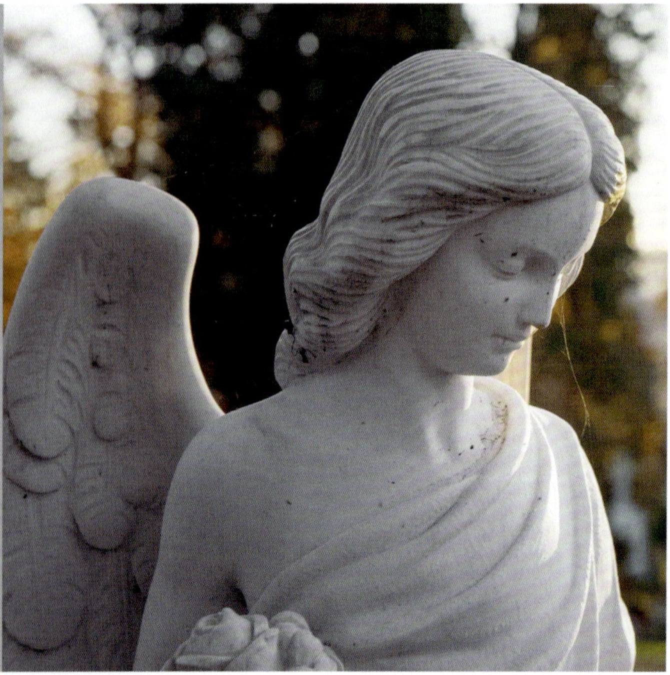

Bereits seit dem 4. Jahrhundert ist *Allerheiligen* am 1. November zu Ehren aller heiligen Märtyrer bekannt. Die Kirche nahm damit eine Sehnsucht der archaischen Menschheit auf, für unterschiedliche Sorgen und Themen unterschiedliche Gottheiten anbeten zu können. Aus keltischer und germanischer Gewohnheit heraus greifen die Mittel- und Nordeuropäer gerne auf eine Vielzahl unterstützender Gottheiten zurück. Doch im Christentum gibt es nur den einen Gott. So erfüllen die Heiligen und die Hierarchien der Engel und Erzengel das Bedürfnis des Volkes, sich je nach Sorge und Not an einen dafür vorgesehenen Helfer zu wenden.

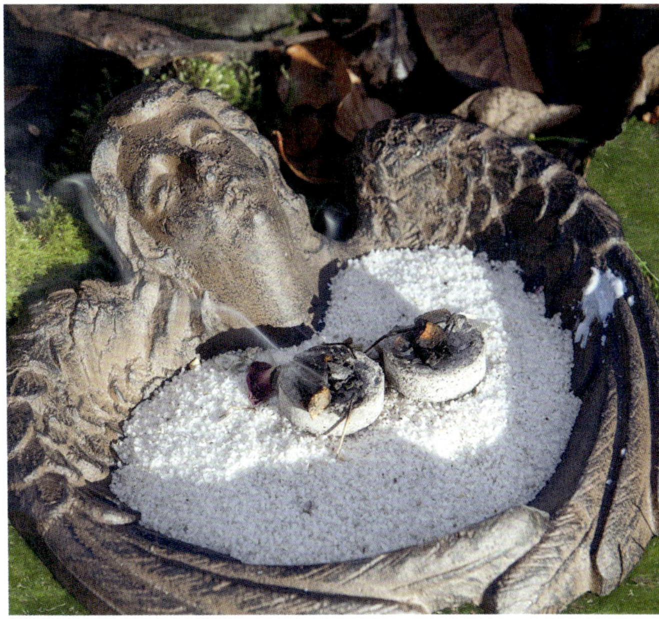

Ob Himmel oder Anderswelt: Die Seelen leben weiter.

Am 2. November findet *Allerseelen* statt, der Tag, an dem aller Verstorbenen gedacht wird. Die Gläubigen beten für die Erlösung verstorbener Seelen aus dem Fegefeuer. Heute verschwimmen Allerheiligen und Allerseelen. Es bleibt der Brauch, am 1. November, einem Feiertag, die Gräber zu schmücken und die Toten zu ehren.

Auch in der keltisch-germanischen Mythologie öffnet sich Anfang November das Tor zur *Anderswelt.* Die Seelen der Toten wandeln nun unter den Lebenden. Der Kontakt mit den Ahnen ist leichter als sonst. Wir können sie um Rat und Segen beten. Die Göttin *Hulda*, auch *Frau Holle* genannt, sammelt umherirrende Seelen und ungeschützte Samenkörner ein. Sie nimmt sie mit in ihre Unterwelt und hält ihre schützende Hand über sie. Die Urvölker waren überzeugt, dass der in der Natur zu beobachtende ewige Kreislauf des Lebens auch für das menschliche Leben gültig ist. Der Tod ist in diesem Sinn nur wie eine vorübergehende Rast und dient der Erholung der Seele.

BALLAST ÜBER BORD WERFEN

Der Blick wendet sich beim Räuchern nach innen, Rückzug und Reflektion sind angesagt. Wir können uns fragen: Was hat mich belastet und bedrückt in diesem Jahr? Was möchte ich so nicht weiterführen? Was darf nun in mir „absterben", zu Ende gehen? Alte Gewohnheiten, Verhaltensmuster, Beziehungen ...?

Die Art der Fragen führen wie in einer Spirale immer mehr zur Essenz: Es geht in der dunklen Jahreszeit um das innere Loslassen und Reinigen. Denn das ist Voraussetzung, später wieder das eigene innere Licht nach außen zu bringen. Alles, was behindert, lassen wir in den kommenden Wochen los. Die Winter-Jahreskreisfeste unterstützen uns ganz wunderbar, emotionalen Ballast zu verabschieden.

ZEIT DES ADVENT – VORBEREITUNG FÜR WEIHNACHTEN

DAS LICHT WIRD KOMMEN

Die Adventszeit bringt uns die kürzesten Tage und die längsten Nächte. Die Zeitqualität ermutigt uns, alles ruhiger angehen zu lassen, Stunden der Stille in den Tagesablauf einzubauen und uns zu be-sinnen. Der Begriff *Advent* leitet sich in seiner ursprünglichen Bedeutung von dem lateinischen Wort *adventus*, also *Ankunft*, ab. Wir bereiten uns auf die Ankunft des Lichtes gegen Ende des Monats vor. Der 21. Dezember, die Winter-Sonnwende, ist der kürzeste Tag und die längste Nacht des Jahres. Das neue Licht wird astronomisch gesehen genau in dieser Nacht geboren. Es benötigt aber noch drei Tage, um sich zu stabilisieren, wird erst noch „im Bauch der Mutter Erde gewogen", bis es sich schließlich am 24. Dezember der Welt zeigt.

Gemeinsam Licht und Duft erleben, schafft Herzensverbindung.

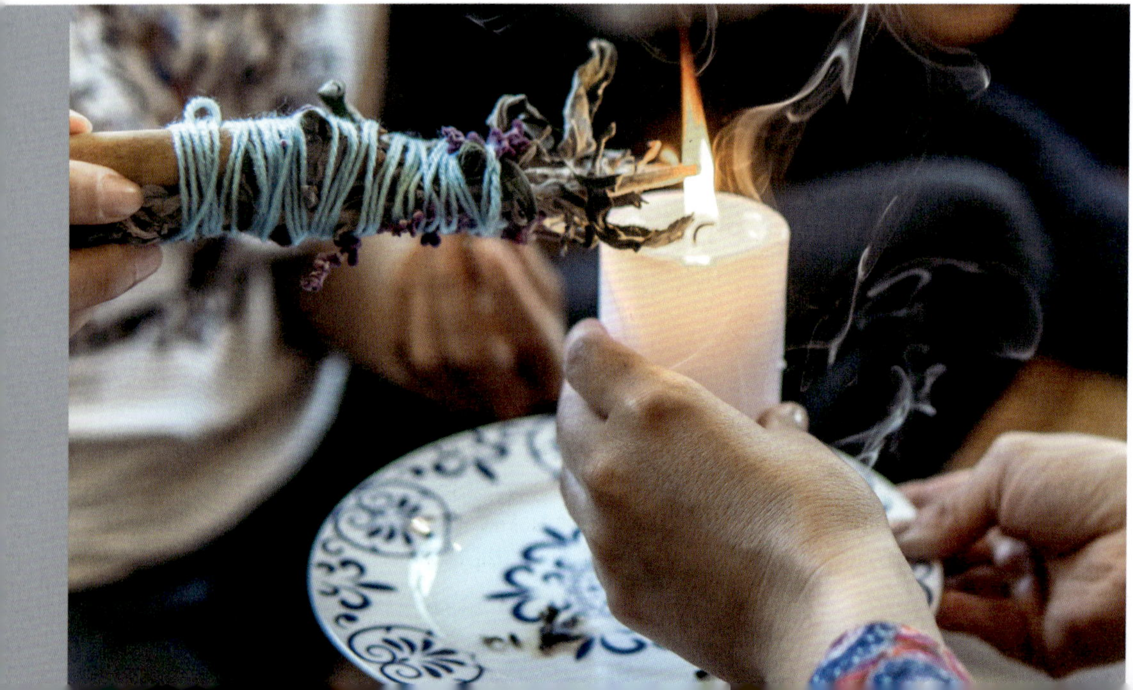

Je nach Auslegung des Beginnes der Raunächte wird vom 21. auf den 22. oder vom 24. auf den 25. Dezember die *Modraniht*, die *Nacht der Mütter* gefeiert. In archaischen Kulturen ehrten die Menschen in dieser Nacht alles Mütterliche, weil Mutter Erde bzw. die Muttergöttin das Licht in der tiefsten Dunkelheit gebiert. Im Mittelpunkt steht die Schöpferkraft des Weiblichen, die Geburt des Lichtes und die Verehrung der Mutter. Advent ist eng mit *Weihnachten* verbunden, einem der wichtigsten christlichen Feste: der *geweihten Nacht*. Wir feiern in dieser Nacht die Geburt Jesu, der allen Menschen ein neues Licht brachte.

VERBINDUNGEN SCHAFFEN

In die Adventszeit fallen einige Festtage. Die *Heilige Barbara*, die am 4. Dezember, dem *Barbara-Tag*, geehrt wird, tritt heute kaum ins Bewusstsein. Einigen ist aber noch der Brauch in Erinnerung, *Barbara-Zweige*, Kirschen oder Forsythien, in eine Vase zu stellen. Die Anzahl der bis zum Weihnachtstag ausgetriebenen Blüten lässt auf die Fruchtbarkeit des kommenden Jahres schließen. *Nikolaus* am 6. Dezember gehört dafür umso mehr zu den vorweihnachtlichen Festen. Der Tag der Winter-Sonnwende selbst tritt im Christlichen *Thomas* in Erscheinung. Die *Thomas-Nacht* ist dem „ungläubigen Thomas" gewidmet, einem der Zwölf Apostel der Abendmahlsrunde mit dem Jesus Christus.

Der *Adventskranz* verkörpert im christlichen Glauben das zunehmende Licht in Form der vier Kerzen, die der Reihe nach angezündet werden. Sie stehen für die immer näher rückende Ankunft des Erlösers. In der heidnischen Tradition ist der immergrüne Kranz Symbol für das Rad des Lebens, das nie aufhört, sich zu drehen. Mit ihm verbindet sich die Hoffnung, dass nicht Dunkelheit und Tod siegen, sondern Licht und Leben.

Immergrüne Tannen-Nadeln oder Efeu versinnbildlichen Unsterblichkeit und Wiedergeburt des Lebens. Sie bringen die Farbe Grün ein, neben den typischen Weihnachtsfarben Rot und Weiß. Weiß symbolisiert die männliche, rot die weibliche Lebensenergie: Das Licht, der Geist des Himmels und das Sperma finden sich in der weißen Farbe wieder. Rot steht für Lebenskräfte, Menstruationsblut, für Liebe und Leidenschaft. Wir können so zwei schöne Traditionen verbinden und lebendig machen: die Verehrung der Natur und die Vorbereitung auf die Ankunft des Jesus Christus.

DIE RAUNÄCHTE – DER GEISTWELT SO NAH

VERSCHIEDENE DEUTUNGEN MÖGLICH

In den Raunächten sind Mystik und Magie greifbar. Die Mythologie und viele Legenden lassen uns tief eintauchen in die *Zeit zwischen den Jahren.* Die zwölf *Heiligen Nächte* ergeben sich astronomisch durch den rechnerischen Unterschied zwischen Mond- und Sonnenjahr. Der Mond benötigt 29,5 Tage für seinen Umlauf. Zwölfmal im Jahr umkreist er die Erde, das sind also 354 Tage – und nicht 365. Als Differenz bleibt also eine Zeitspanne von etwa zwölf Tagen (in einem Schaltjahr sind es exakt zwölf Tage).

Die Festlegung der Raunacht-Zeit ist eine Sache der Auslegung. Geht man vom 1. Januar aus, endet das Mondjahr am 21. Dezember. Werden nun die zwölf Raunächte dazugerechnet, landen wir wieder beim Ausgangspunkt 1. Januar. Sie sind dann weder dem alten Mond- noch dem neuen Sonnenjahr zugehörig. Die Zeitdauer vom 21. Dezember bis 1. Januar orientiert sich in diesem Fall also an den kosmischen Vorgaben.

Das christliche Kirchenjahr nimmt als Ausgangspunkt für die Heiligen Nächte dagegen den 25. Dezember an. Das hat historische Gründe. Ursprünglich war die Geburt Jesu auf den 6. Januar datiert. Im vorchristlichen Mithras-Kult, eine aus Persien und Indien stammende Lehre, war jedoch der 25. Dezember der höchste Feiertag. Es war der Tag von *Mithras*, Lichtbringer und Sonnengott. Im 4. Jahrhundert übernahm Rom dieses Datum für die Geburt Jesu. Dadurch ergab sich der Raunacht-Zeitraum 25. Dezember bis 6. Januar. Eine dritte Variante kombiniert die kosmische und die kirchliche Deutung – die 4 hohen Festtage dieses Zeitraums werden hier nicht mitgezählt. Also beginnen die Raunächte am 21. Dezember und enden in der Nacht auf den 6. Januar, die dann auch als 13. Raunacht gilt.

DIE EIGENE WAHRNEHMUNG ZÄHLT

Im verbreiteten Bestreben, möglichst alles korrekt machen zu wollen, verwirren diese zeitlichen Deutungen eher, als dass sie Klarheit schaffen.

Die Besonderheit dieser Zeit verlangt aber eigentlich eine andere Herangehensweise als eine fest definierbare Einteilung in richtige und falsche Zeiträume. Es geht darum, selbst nachzuspüren und nachempfinden zu können, wann eine ganz besondere Zeitstimmung und -qualität vorherrschen. Für den einen ist es stimmig, den Auftakt der Raunächte mit der Winter-Sonnwende am 21. Dezember zu begehen und am 1. Januar abzuschließen. Für den anderen ist es dagegen passender, zunächst alle vorweihnachtlichen, ablenkenden Aktivitäten abzuschließen und diese Tage ruhig und gelassen ab dem 25. Dezember zu zelebrieren.

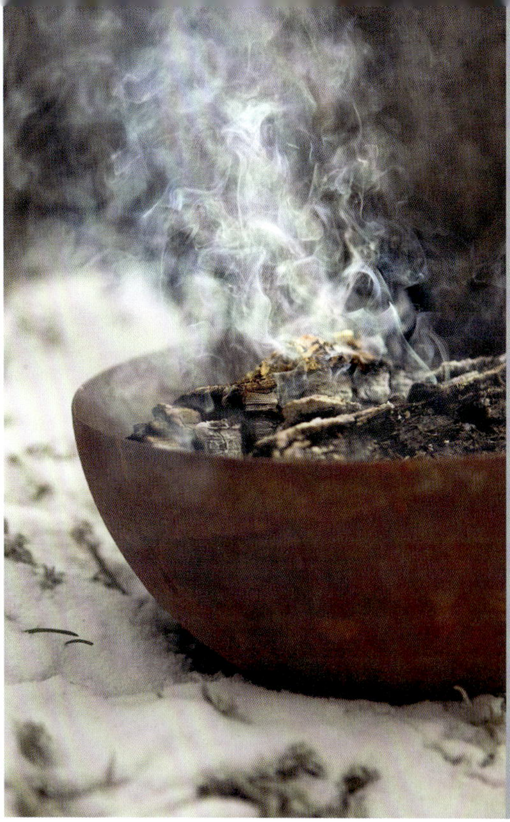

Raunächte sind Rauchnächte – Sinnbild für Transformation

MAGIE NEU ENTDECKEN

In den Raunächten trifft sich die Welt des Sichtbaren mit der Welt des Unsichtbaren. Götter, Göttinnen und gute Geister sind in der Vorstellungswelt der Alten jetzt zum Greifen nahe. Die Menschen waren früher in ihrem alltäglichen Diesseits mit den ganz realen Auswirkungen des göttlichen Treibens verbunden. Den stürmischen, nächtlichen Himmel verdankten sie *Wotan*, auch *Odin* genannt, dem Hauptgott der nordischen Mythologie. Seinem mit ihm durch die Lüfte ziehenden Totenheer opferten sie reichlich, denn zufriedene Verstorbene begünstigen das Wachsen der Pflanzensamen. Auch *Perchta* oder *Hel*, Göttin der Unterwelt, beschützt in diesem Weltbild das neu erwachende Leben von Pflanzen und Tieren mit ihrem ungestümen Gefolge, das für klirrende Kälte sorgt. Gleichzeitig legt es aber auch eine Hülle um die Erde, um sie zu beschützen.

Wenn wir heute die Raunächte als eine *magische Zeit* bezeichnen, dann deswegen, weil wir noch immer das Unsichtbare um uns herum spüren. Und auch den Wunsch, uns damit zu beschäftigen, spüren wir. Der aufsteigende Rauch hilft bei einem Räucherritual, in die sinnlich verborgene Geistwelt hinauf- und gleichzeitig tief in die Ahnungen unseres Inneren hinabzusteigen: Wir ebnen damit unseren Wünschen und Visionen den Weg vom Unsichtbaren ins Sichtbare.

DER 6. JANUAR – DER SCHRITT IN DAS NEUE JAHR

DIE WILDE PERCHT TANZT

Ein nicht zu unterschätzender Symbolwert: Rauch setzt ein deutliches Zeichen.

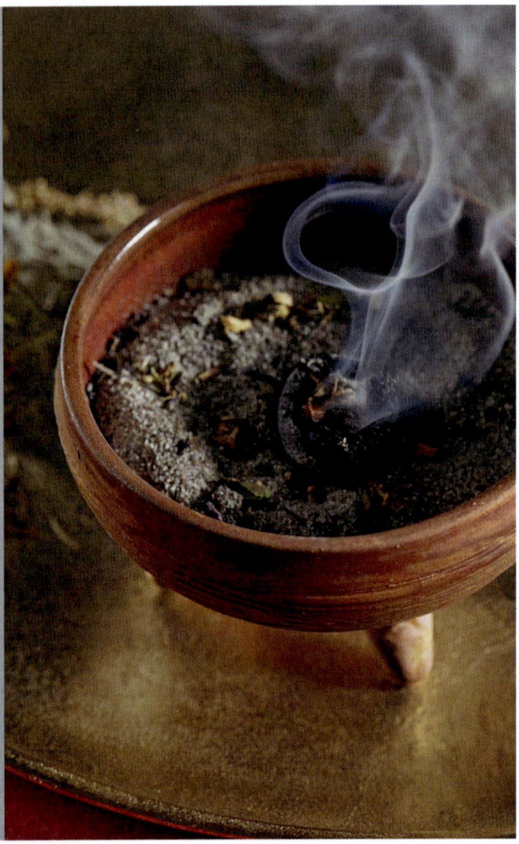

In der germanischen Mythologie ist der 6. Januar besonders von der wilden *Percht* geprägt, der großen Göttin, die auch unter den Namen *Holla* oder *Berchta* bekannt ist. An diesem Tag finden bis heute die *Perchtenläufe* statt: Umzüge mit Maskentänzern und dämonisch kostümierten Wesen. Charakteristisches Utensil dieser Gestalten sind große Glocken, deren Klänge die Geister des Winters vertreiben, die Krankheit und Hungersnot bringen.

Die Percht wird meist mit zwei Gesichtern dargestellt. Die hässliche Fratze verkörpert die Unterwelt, das Gefahrbringende, die helle Seite am Hinterkopf dagegen symbolisiert das Licht. Die Percht steht somit ganz deutlich für den Übergang vom alten ins neue Jahr.

DAS LICHT LEUCHTET IN DIE WELT

Christen feiern am 6. Januar das Fest von *Epiphanias* oder der *Epiphanie*, der *Erscheinung des Herrn.* Es ist geprägt von der Vorstellung, dass sich das Licht von der Krippe aus jetzt in die ganze Welt ausweitet. Die drei Weisen aus dem Morgenland sorgen mit ihren Geschenken dafür, dass Weihrauch und Myrrhe auch unabhängig von persönlichen Räucherthemen bis heute ein Begriff sind. Der Weihrauch verkörpert die nach oben sich öffnende Weisheit, den Verstand und den männlichen Aspekt. Die Myrrhe steht für Erde,

Gefühl, den Aspekt des Weiblichen und Heilenden. Im Gold als dritter Gabe wurde die Verwandlung des Irdischen in die göttliche Dimension gesehen. Dieses Metall der Metalle symbolisiert die verflüssigte Sonne und steht für Energie, Fülle und Stärke.

Räuchern vereinigt die unterschiedlichen Mythologien und Glaubensrichtungen. Das letztmalige Ausräuchern von Wohnräumen und Ställen bekräftigt das Ende der Raunacht-Zeit, sofern sie am 25. Dezember begonnen hat. Häufig werden jetzt die im August gebundenen Kräuterbuschen oder -stäbe geräuchert. An einem Ende angezündet, glimmen sie mit ordentlich viel Rauch vor sich hin und hinterlassen eine klare, reine und leichtere Atmosphäre. Die Geister der vergangenen Zeit werden nun endgültig und kraftvoll verabschiedet.

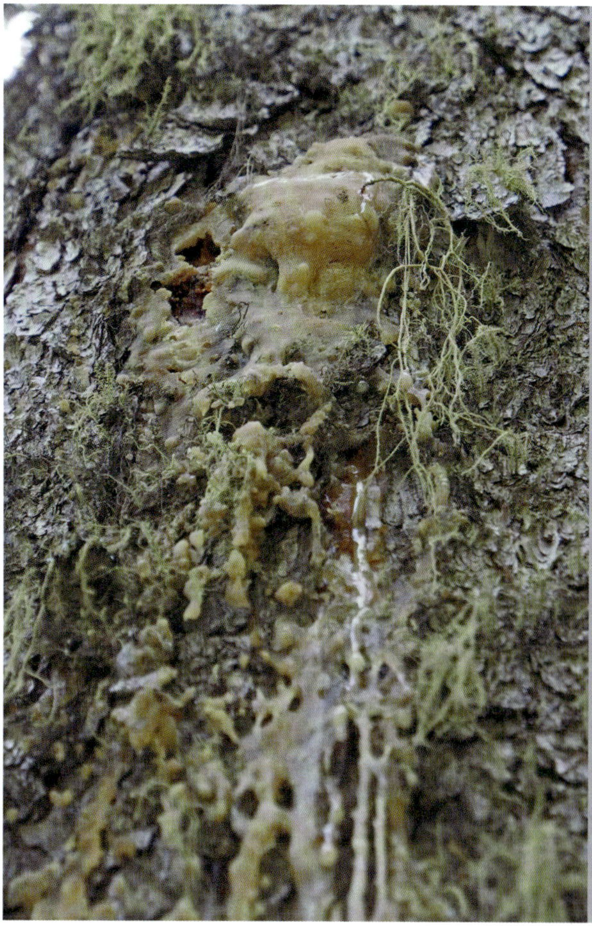

Bäume sind starke Helfer, gerade in Zeiten des Überganges.

Bereits bei Kelten und Germanen war das Tannen- oder Fichten-Harz als „regionaler Weihrauch" sehr beliebt. Der Duft vermittelt Kraft und beim Einatmen haben wir den Eindruck, von einem lichtvollen Schutz umgeben zu sein. Wir können jetzt noch einmal eine kräftige und bewusst geführte Hausräucherung mit Kohle vornehmen. Viel Rauch ist wichtig, um dem Licht den bestmöglichen Start zu bieten und alles Störende zu neutralisieren. Mit einer Weihrauch- und Myrrhe-Räucherung können wir die germanisch-keltische und christliche Tradition schön vereinen: die Heiligen Drei Könige und die drei Schicksalsgöttinnen. Weihrauch verkörpert Himmel, Geist, Verstand und den männlichen Aspekt, somit eher die Weisen aus dem Morgenland. Myrrhe symbolisiert das Weiblich-Mütterliche, Gefühl und Erde, entspricht mehr den Göttinnen. Zu gleichen Teilen verräuchert, segnen wir somit ganz ausgleichend das neue Jahr.

LICHTMESS – DER WINTER IST VORBEI

AUS DEM BAUCH HERAUS IN DIE WELT HINEIN

Mit dem Februar beginnt die Zeit des Übergangs. Die Erde stellt sich um, unter dem Schnee herrscht bereits der Frühling. Die Sonne macht einen „Sprung", die Tage werden spürbar länger, die Lichtqualität klarer und strahlender. Körperlich spüren wir mehr Tatendrang und inneren Antrieb. Auch die Tierwelt kommt in Schwung. Morgens zwitschern jetzt wieder die Vögel und fliegen verliebt hintereinander her.

In der Mythologie früherer Kulturen geht die Herrschaft der Dunkelheit jetzt endgültig auf die des Lichts über. Die Götterfiguren verwandeln sich. Sind es um Samhain und Winter-Sonnwende die dunklen Winter- und Totengötter der Unterwelt, so herrschen jetzt die lichtbringenden, jungen Göttinnen wie die germanische Frühlingsgöttin *Ostara* oder die keltische *Brigid*, Göttin des Lichtes und Schutzpatronin der Schmiedekunst. Sie machen sichtbar, was im Verborgenen ruht und ermöglichen den Übergang: Vom Pläneschmieden geht es ins reale Tun über.

Eine neue Geburt: Das Räucherritual drückt es aus.

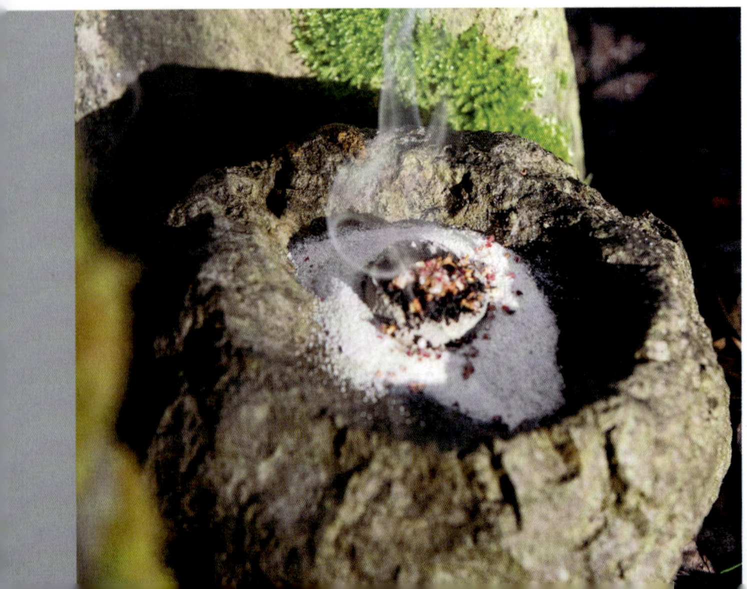

Die Kelten nennen das Fest *Imbolc*, das bedeutet *im Bauch*. Es ist ein Fest der Verheißung der fruchtbaren Erdmutter. Die Frucht, der Keim, ist in dieser Zeit noch in der Wärme des Erdinnern, „unter der Bauchdecke". Zur Winter-Sonnwende wurde das Samenkorn – das Licht – gepflanzt. Jetzt beginnt es zu keimen und dem Licht entgegen zu wachsen.

Mariä Lichtmess geht auf einen jüdischen Brauch zurück. Nach den Vorschriften des Alten Testaments gilt eine Frau vierzig Tage nach der Geburt eines Sohnes als unrein. Der 2. Februar liegt nun genau bis vierzig Tage nach Weihnachten und schließt somit diese Zeit der Festlichkeit ab. Im Lauf der Zeit entwickelten sich zu Lichtmess in der christlichen Tradition Prozessionszüge: Die Gläubigen zogen mit gesegnetem Kerzenlicht durch die Stadt. Das eigentliche Licht kam ja an Weihnachten mit der Geburt Jesu Christi in die Welt. Doch zunächst blieb es noch verborgen im Stall von Bethlehem. Erst jetzt wird es in die Welt getragen. Es ist das Licht, das die Menschen, alles Weltliche und auch das Finstere jetzt und in Zukunft erleuchten will.

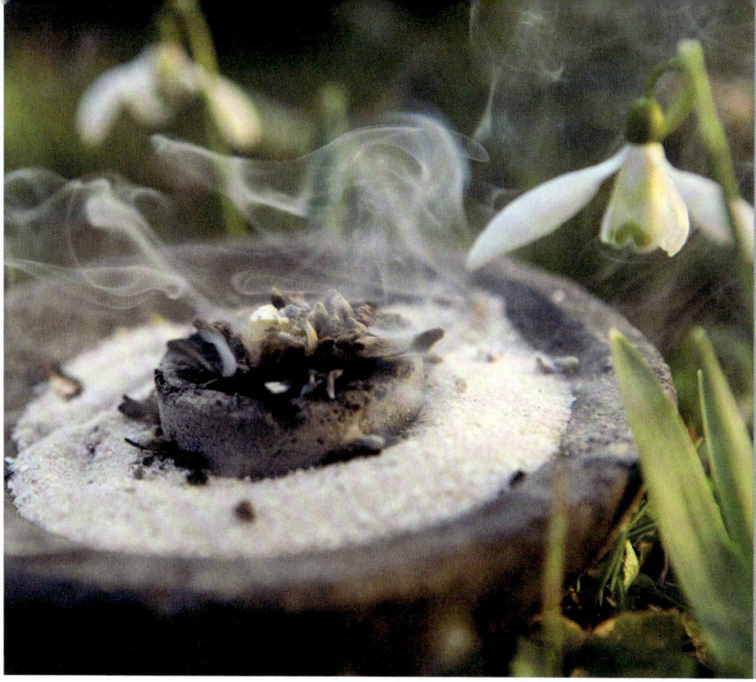

Jetzt beginnt wieder das Werden und Gedeihen.

FEIERN – UND NEUES ANGEHEN

Diese Zeit hat – im Vorgriff auf Fasching und Karneval – bereits etwas Närrisches, Leichtes, Leichtsinniges an sich. Im Rahmen der Verkirchlichung wurde diese Art von ausschweifenden Festen jedoch mehr und mehr verboten. Aus der *Fastnachtszeit* wird die *Fastenzeit*. Fasnacht oder Fastnacht hatte jedoch früher nichts mit Fasten zu tun. Das Wort stammt von *faseln = fruchten, gedeihen*. Die Menschen feierten mit Ausgelassenheit und unsinnigem Treiben ausschweifende Fruchtbarkeits-Orgien. Wilde, lärmende Umzüge wecken das Korn auf, damit der Flachs auffährt. Gruselig Maskierte vertreiben ein letztes Mal die krankheitsbringenden Geister der dunklen Jahreszeit.

Eine kräftige Haus-Ausräucherung hilft uns jetzt, die restlichen Grauschleier des Winters zu neutralisieren. Wir sollten so konkret wie möglich unsere neuen Pläne und Vorhaben formulieren. Je deutlicher und klarer die Beschreibung und Vorstellung, desto einfacher fällt es uns, später zur Tat zu schreiten.

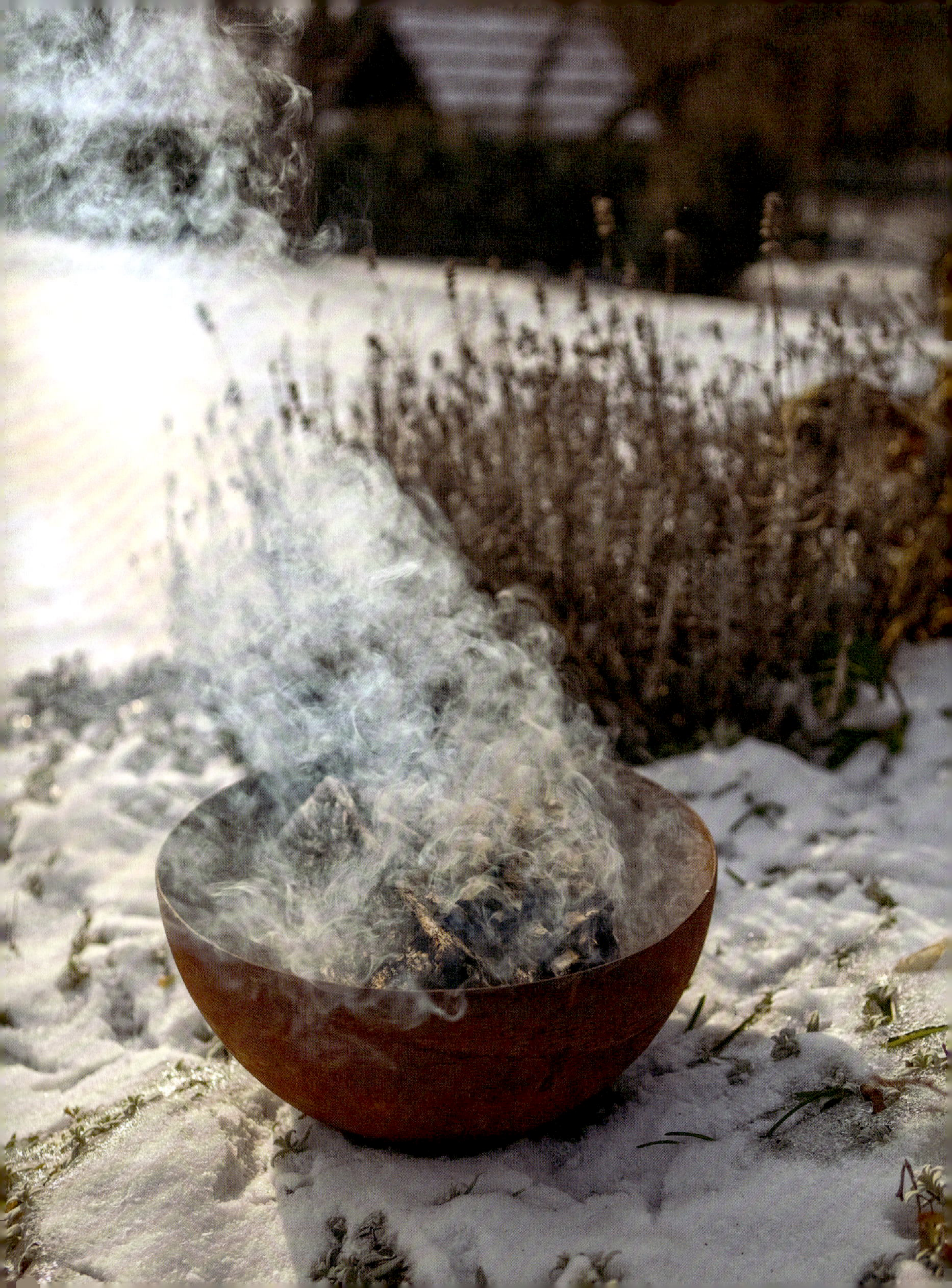

Die Raunächte – Der Königsweg des Räucherns

Wenn das Rad des Jahres stillsteht, ist die Zeit gekommen, ganz in das Innere zu gehen. Vergangenes will mit der Gegenwart und der Zukunft verbunden sein. Wer jetzt die Reise in das Seelische wagt, kehrt oftmals mit einzigartigen Erfahrungen zurück.

MIT ALTEN WIE NEUEN DÄMONEN UMGEHEN

DIE BESEELTE NATUR SPÜREN

Unsere Ahnen spürten sehr deutlich die Besonderheit der Tage zwischen den Jahren: Die Dunkelheit ist so tief wie sonst nicht während des Jahres, das zarte Licht des Neubeginns will erst noch geboren sein. Die Zeit der Raunächte ist die Zeit großer Aufmerksamkeit und Ausrichtung auf die Kräfte am Jahresende und ihrer magischen Ausstrahlung.

Auch heute können wir diese Magie spüren. Umso mehr sind die Reaktionen auf den Begriff der Raunächte ganz unterschiedlich. Von befremdlichen Blicken und Unsicherheit bis zu einem regem Interesse und einem wissenden Aufmerken ist alles dabei. Eines ist auffällig: Je dynamischer und instabiler die Welt ist, desto größer ist das seelische Bedürfnis, sich wieder mit alten Riten und Traditionen zu verbinden. Wir stärken unsere Wurzeln, wir docken an das archaische Wissen in uns an.

Räucherrituale vermitteln ein Ambiente von Wärme und Geborgenheit.

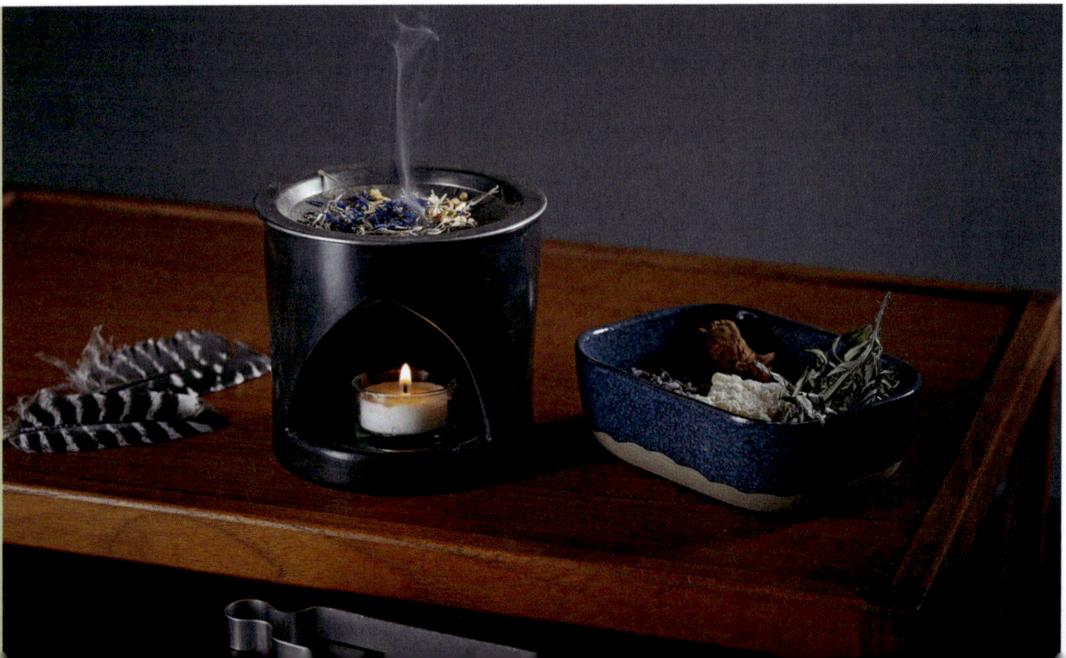

Die Geister und Dämonen alter Zeiten waren oft auch ganz alltägliche Ängste: Wie soll bloß der Hunger gestillt werden mit dem mageren Vorrat an Ernte? Wie der Kälte und Krankheiten trotzen, wenn nichts da ist? Bei einer schlechten Ernte im Sommer muss kein Orakel befragt werden. Es ist auch so klar, dass der Winter hart und entbehrungsreich wird. Wir Heutigen dagegen fahren auch bei 15 Grad minus und hohem Schnee auf freigeräumten Straßen zum Supermarkt und versorgen uns. Früher färbten also viel stärker als heute Existenzängste die Winterzeit.

Doch Ängste allein machten die Stimmung nicht aus. Denn die Menschen erlebten ganz real und intensiv die Anwesenheit von Geistwesen, die sie Götter oder Naturwesen nannten. Die göttlichen und geistigen Wesen aus der Anderswelt waren für unsere Vorfahren eine ganz bildhafte und anschauliche Darstellung der beseelten Natur. In tiefer Natur-Verbundenheit opferten sie diesen Wesen, um sie versöhnlich zu stimmen und dadurch allem Leben zu danken, das aus der Fülle des Natürlichen kam und nur in Einklang damit möglich ist. Den Alten bedeutete die Winter-Sonnwende am 21. Dezember, Auftakt der Raunächte, dadurch viel mehr als heute.

DEN WEG NACH INNEN WAGEN

Der Duft der verräucherten Sommerkräuter führte in der harten Winterzeit ganz unmittelbar zu einer besseren Stimmung. Das warme und erfrischende Aroma der bei sonnigen Temperaturen geernteten Kräuter ließ Erinnerungen an den Sommer lebendig werden. Vor dem inneren Auge entstehen Bilder der Kräuter-Ernte an einem heißen Tag, von wiegenden Ähren im lauen Sommerwind. Vielleicht ist da noch das Gefühl von Hoffnung und Vorfreude auf eine gute Ernte im folgenden Jahr, das jetzt in tiefer Dunkelheit bereits aufkeimt.

Wir sind heute mehr oder weniger weit davon entfernt, das nachvollziehen oder gar nachempfinden zu können. Und doch können wir noch immer die Magie dieser besonderen Zeitqualität wahrnehmen. Die Natur ruht. Die üblichen Alltagsaktivitäten werden weniger oder setzen aus. Was liegt näher, als jetzt still zu werden und ganz bewusst auf das Vergangene zurückzublicken?

Die modernen Dämonen sind nicht mehr Angst vor Kälte und Hunger. Eher belasten uns die täglichen kleinen Verletzungen im Umgang miteinander, der berufliche Stress, innerer Druck, unterdrückte Gefühle, und vieles mehr, was zu täglichem Unwohlsein und Unmut führt. Gerade heute bietet es sich also an, nach dem Vorbild der Alten *gereinigt* nach vorne zu schauen und sich neue Hoffnungen, Wünsche und Träume aufzubauen. Die Energie dieser Tage unterstützt uns darin, uns ohne gedankliche und emotionale Beschränkungen das Beste für das Ganze vorzustellen und zu erträumen.

Dabei können wir uns immer wieder verdeutlichen, dass wir beim Räuchern eine übergeordnete Dimension betreten. Wir „zapfen" eine Ebene an, ein Feld, das uns ohne Räuchern oft schwerer zugänglich ist. Dadurch öffnen wir einen Zugang zu einer tieferen Seelenebene. Die Räucherdüfte ziehen einen Schleier von der Seele, sie schärfen unsere Wahrnehmung nach innen und verstärken das, was wir vielleicht bereits ahnen. Seelische Impulse werden plötzlich greifbarer und wir können sie auf die Ebene des Bewusstseins heben. Dadurch wiederum lassen sie sich mit klarer Gedankenkraft betrachten und werden so zu wertvollen Hinweisen, die uns eine bestärkende Orientierung bieten.

TAG FÜR TAG IN RESONANZ MIT SICH SELBST GEHEN

Der Weg nach innen erschließt uns also eine verborgene Dimension. Indem wir uns mit uns selbst auseinandersetzen und uns dabei von den jeweiligen Qualitäten der Heiligen Nächte leiten lassen, betreten wir mehr und mehr das tiefe Reich der eigenen Seele.

In den folgenden Kapiteln finden Sie Vorschläge zu Themen und Fragen, mit denen Sie sich Tag für Tag oder Nacht für Nacht auseinandersetzen können. Die jeweilige inhaltliche Ausrichtung ist dabei wie ein roter Faden. Die Basis sind keine wissenschaftlichen Hintergründe oder abzuarbeitenden Listen aus Psychologie-Ratgebern – denn eine solche Vorgehensweise würde die Kraft und Magie der Raunächte zerstören. Viel besser ist es, sich intuitiv und beseelt an den volkskundlichen Überlieferungen und Geschichten zu orientieren. Dazu finden Sie einige Beispiele, die Sie durch eigene Recherchen und Studien erweitern können.

Ergänzt werden die jeweiligen Tages- und Nächte-Themen durch Anekdoten und Erlebnisse von Menschen, die den rituell gestalteten Weg durch die Raunächte bereits gegangen sind. Sie geben Beispiel davon, welches Potenzial der Erkenntnis in dieser Zeit verborgen ist. Das Allerwichtigste ist immer, dass Sie sich vollkommen frei fühlen, Ihren inneren Impulsen zu folgen. Hören Sie einmal genau hin: Seelische Impulse klopfen oft an, wollen gehört werden. Unterstützt und deutlicher wahrgenommen durch eine intensive und gestaltete Räucherung, werden Ihnen ganz automatisch und selbstverständlich die jeweils anstehenden Themen bewusst.

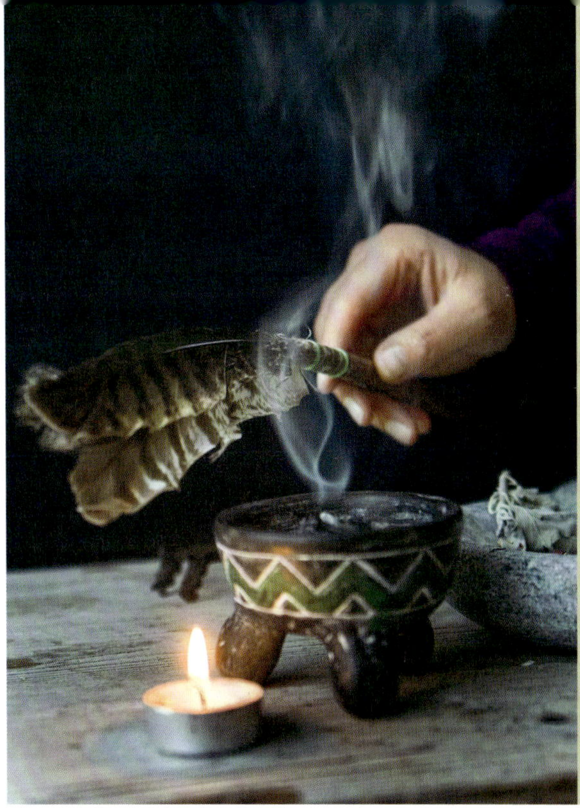

Geschenk der Tierwelt: Eine Feder ist ein nützliches Utensil – und ein kleines Wunder der Natur.

RITUALE SCHENKEN HALT UND KRAFT

Als Ritual können wir einen sinnvollen und oftmals von gewisser Symbolik geprägten Handlungsablauf mit festen Regeln und Strukturen verstehen. Die Frage ist dabei immer: Wer oder was macht ein Ritual zum Ritual? Dass wir Rituale „irgendwie" als Halt im Leben brauchen, ist unbestritten oder zumindest nachvollziehbar. Sie sind im Alltag eine Art Geländer, das uns eine Stütze ist und bei regelmäßigem „Gebrauch" das Leben auf geheimnisvolle Weise erleichtert.

Die Suche nach geeigneten Ritual-Vorschriften ist dabei oftmals eher hinderlich. Früher mögen sie eine Berechtigung gehabt haben. Doch auf der heutigen hohen Bewusstseinsstufe in unserem Kulturraum ist ein Ritual auch immer das, was es uns persönlich bedeutet – und was wir daraus machen. Das braucht nicht notwendigerweise etwas Feierlich-Heilig-Sakrales sein, sondern kann bereits mit dem allmorgendlichen Stückchen Weihrauch auf dem Stövchen Kontur gewinnen und Halt geben. Die Absicht und Intensität sind, was zählt und Bedeutung gibt. Es kommt nicht auf eine komplexe Vorgehensweise aus zahlreichen Einzelschritten an. Das Einfache, das Authentische ist viel wichtiger.

24./25. DEZEMBER – DER BEWUSSTE EINSTIEG

Heute beginnen die Raunächte! Einen Ort der Stille haben Sie bereits im Vorfeld vorbereitet, ebenso wie Räucherwerk und Utensilien für persönliche Rituale sowie ein Tagebuch. Der Zeitpunkt rückt nun immer näher, an dem Sie sich auf die Reise durch die zwölf Heiligen Nächte begeben.

Zum Einstieg nehmen Sie sich ein paar Minuten Zeit, um innerlich das Tor für die kommenden Tage und Nächte zu öffnen. Dabei geht es darum, die Besonderheit dieser Zeitspanne willkommen zu heißen, das Sich-auf-etwas-Neues-Einlassen zu stärken. Machen Sie sich ganz bewusst, weshalb es für Sie persönlich wichtig ist, sich in der Zeit zwischen den Jahren der eigenen Seele zu widmen. Diese Konzentration und Einstimmung legen Sie wie eine Art schützenden Mantel um Ihre individuellen Raunachts-„Einheiten". Im Vordergrund stehen nicht wie sonst so oft im Alltag Erwartungen und Ansprüche auf die Erfüllung komplexer Lebensthemen.

BEISPIELE FÜR TAGES-FRAGEN

- Was ist Anfang des Jahres im Januar passiert? Wie habe ich das Jahr begonnen?
- Bei welchen Themen fühle ich mich verwurzelt?
- Wie steht es um meine familiären Wurzeln? Welche sind kraftvoll und wo braucht es vielleicht Versöhnung?
- In welchem Lebensbereich sehne ich mich nach mehr Klarheit? Wo halte ich an überholten Mustern und Gewohnheiten fest?
- Was habe ich im kommenden Januar vor? Wie soll mein Start ins neue Jahr aussehen? Mit wem möchte ich ihn teilen? Welche Weichen für das Jahr möchte ich stellen?

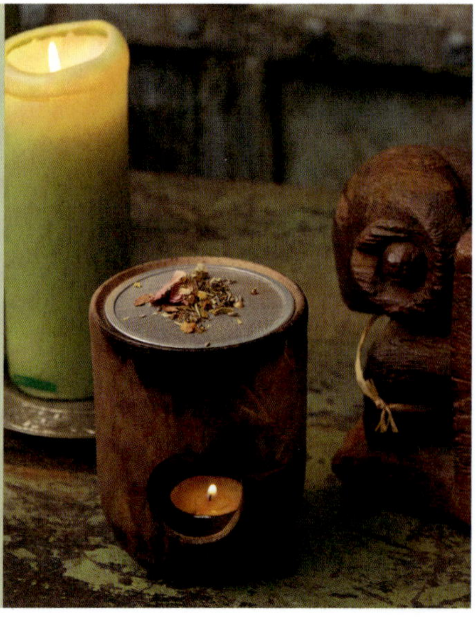

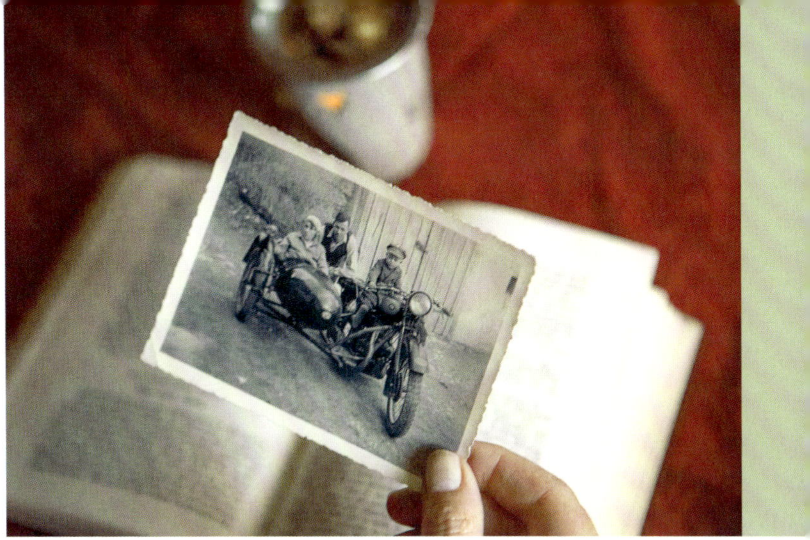

Alte Fotografien helfen, sich mit seinen Wurzeln zu verbinden.

Es geht nun vielmehr ganz unaufgeregt um innere Weite und um die Hingabe an alles, was sich von heute an bis zum 6. Januar von einer tiefen Seelenebene in Ihr Bewusstsein schwingt. Während Sie Ihre Räuchermischung auflegen, verbinden Sie sich mit Ihren familiären Wurzeln. Verbringen Sie diese Zeit wenn möglich auch draußen an einem kraftvollen Baum. Wenn das nicht geht, suchen Sie sich ein Foto von einem Baum, das Sie anspricht. Stellen Sie sich kraftvolle, dicke Wurzelstränge vor, aus denen Sie jederzeit Kraft ziehen können. Zünden Sie eine Kerze für Ihre Ahnen an. Machen Sie sich bewusst, dass Ihre persönliche, fundamentale Grundlage von Natur aus positiv ist. Sie können sich Ihre eigenen Wurzeln wie die des Baumes als heil und ganz vorstellen. Lassen Sie alle schlechten Gefühle einfach los. Genießen Sie diesen Augenblick, indem Sie die Fundamente Ihres Lebens in goldenes Licht hüllen.

PERSÖNLICHES ERLEBNIS

„In der ersten Raunacht habe ich mir zu meinen Wurzeln Gedanken gemacht. Dabei bin ich den Familienstammbaum im Kopf durchgegangen und musste feststellen, dass ich über meine Ahnen mütterlicher Seite einiges im Laufe meines Lebens erfahren habe. Zu meinen Vorfahren väterlicher Seite sah es da schon anders aus, da hatte ich keine Vorstellung, was das für Menschen waren, wie oder wo sie gelebt haben.

Den Tag darauf am 26.12. hab ich immer noch darüber nachgedacht und dann kam mir der ‚Zufall' zur Hilfe. Meine Oma muss sich gleichzeitig unabhängig von mir auch Gedanken dazu gemacht haben und hat ein Buch über ihren Heimatort bei meinen Eltern gelassen, um mir Bilder von sich und wo sie zur Schule ging, zu zeigen. Aus dem daraus entstandenen Gespräch hat sich dann rausgestellt, dass meine Ahnen väterlicher Seite ursprünglich aus Irland kommen und ich nach meinen Rechnungen dann die 6. Generation wäre … Ich war erst mal völlig baff über diese neue Erkenntnis meiner irischen Wurzeln."

25./26. DEZEMBER – DER WEG IN DIE SEELISCHE DIMENSION

Licht ist die Substanz, die uns heilsam mit der helfenden Geistwelt zusammenbringen kann.

Vom Blick nach unten, zu den eigenen Wurzeln, geht es in der zweiten Raunacht „aufwärts". Erforschen Sie nun Ihre spirituelle Führung und fragen Sie nach den Werten, die Sie leiten. Heutzutage gibt es eine Vielzahl von Glaubenssystemen, an denen sich die eigene Spiritualität ausprobieren kann. Es wird von höherem Selbst, innerer Stimme, Intuition, innerem Leitsystem, eigener Quelle, tiefstem Wesenskern, Gott, himmlischen Meistern und vielem mehr gesprochen.

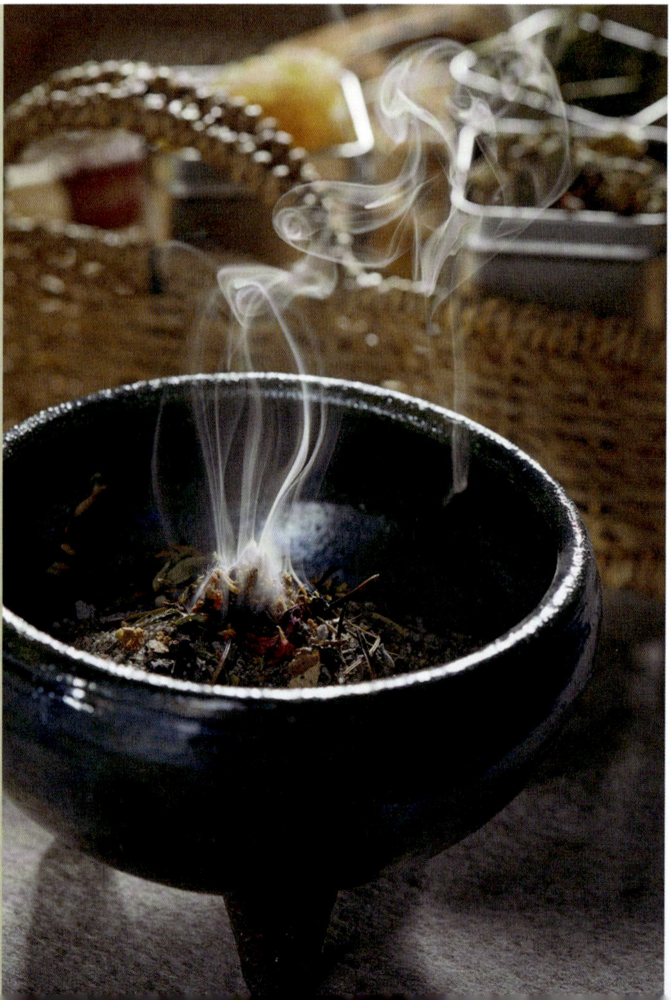

Damit sind Bereiche gemeint, die sich jenseits von Denken und Verstand bewegen, die wir ahnen können. Sie sind im Nicht-Sichtbaren verborgen und teilen sich uns in Form von Gefühlen, Eingebungen und inneren Bildern mit. Die kommenden Tage sind eine wunderbare Zeit, sich sozusagen „offiziell" auf die Reise dorthin zu begeben. Von Raunacht zu Raunacht können Sie sich nun tiefer einschwingen und die Tür zur inneren Wahrnehmung immer weiter öffnen. Das erfordert zwar Mut und mag auch manchmal anstrengend sein. Doch es lohnt sich: Vielleicht kommen Sie staunend zurück, mit einigen neuen Erkenntnissen über sich selbst im Reisegepäck.

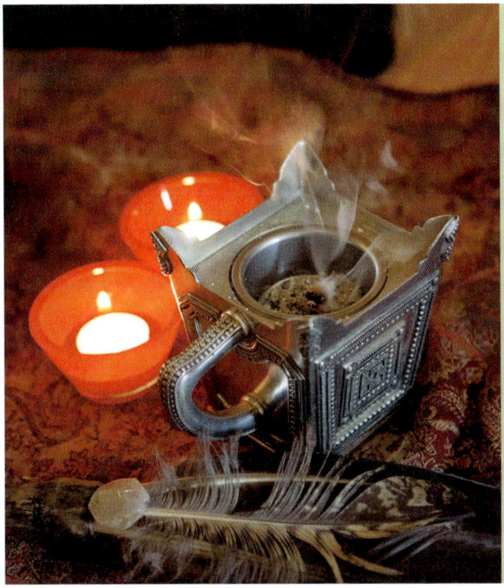

BEISPIELE FÜR TAGES-FRAGEN

- Was ist im Februar passiert? Wie habe ich das schleichende Ende des Winters erlebt?
- Welches Licht habe ich selbst an Lichtmess ins Außen gebracht und gestärkt?
- Habe ich die Fasnachtszeit bewusst wahrgenommen?
- Wie steht es um meine innere spirituelle Führung und Intuition? Was möchte mir meine innere Stimme sagen? An welchen Werten orientiert sie sich?
- Welche innere oder höhere Quelle kann ich anzapfen, um mich im neuen Jahr gut begleitet zu fühlen?

PERSÖNLICHES ERLEBNIS

„Da ich am Weihnachtsfeiertag bei meinen Eltern zum Essen eingeladen war und ich wusste, es wird wahrscheinlich spät, habe ich mich kurzerhand entschlossen, um keine Raunacht zu versäumen, meine Räucher-Utensilien einzupacken und mitzunehmen. Wie selbstverständlich habe ich dann das Stövchen abends in geselliger Runde auf den Tisch gestellt und gemeint: ‚Das muss jetzt sein.' Mein Vater und Räuchern erschien mir bis dahin ein konfliktbelastetes Thema zu sein wegen dem religiösen/spirituellen Einfluss, und daher war ich umso verblüffter, als er dann plötzlich anfing, mir von seiner Kindheit zu erzählen.

Er war früher oft mit dabei, als sein Onkel in der Zeit zwischen Weihnachten und Neujahr den Stall und das Haus mit Weihrauch ausgeräuchert hat und dass dies damals ein ganz normales Ritual war, um alles zu reinigen und für das neue Jahr vorzubereiten. Er war ganz begeistert von der Räuchermischung und hat sich tatsächlich dann die Tage darauf die Grundausstattung zum Räuchern besorgt. Jetzt räuchern meine Eltern auch fast jeden Tag.

Ich bin mir sicher, hätte ich versucht, sie über den Verstand zu überreden, mal das Räuchern zu versuchen, wäre das bestimmt nicht geglückt. So hat es sich von ganz alleine ergeben … angestoßen durch die besondere Zeit der Raunächte."

26./27. DEZEMBER – DIE EBENE DES HERZENS

Von der Betrachtung der Wurzeln und dem Fundament, auf dem wir stehen, und über die innere Führung, geht es jetzt weiter. Am dritten Tag dürfen Sie sich in Ihre eigene Mitte begeben. Es geht nun um die Herzensebene und um die Freundschaften in Ihrem Leben. Dabei nehmen Sie den März in den Fokus.

Sie können sich ganz gezielt vornehmen, nur nach genau dem zu gehen, was Ihnen Ihr Herz zuflüstert. Wenn möglich, räuchern Sie gleich morgens nach dem Aufstehen und öffnen Sie dabei ganz bewusst Ihr Herz. Lenken Sie den Duft mit jedem Atemzug in Ihren Herzraum, der sich ausdehnt, weit und frei anfühlt. Fragen Sie sich im Lauf des Tages, wie sie üblicherweise mit dem Verstand auf bestimmte Situationen reagieren. Welche Alternative gäbe es, die aus dem Herzen kommt? Heute

BEISPIELE FÜR TAGES-FRAGEN

- Was ist so alles im März geschehen? Erinnere ich mich mehr an äußere Ereignisse und Aktivitäten? Oder weiß ich auch noch, wie ich mich gefühlt habe, als die Sonne an Kraft zugenommen hat und die Frühblüher sich gezeigt haben?
- Wie steht es um meine Herzensenergie? Wohin zieht mich mein Herz?
- Welche Wünsche habe ich? Bin ich bereit für ihre wundersame Erfüllung?
- Wie sieht es mit meinen freundschaftlichen Beziehungen aus? Welche Kontakte tun mir nicht mehr gut, und von welchen brauche ich mehr?

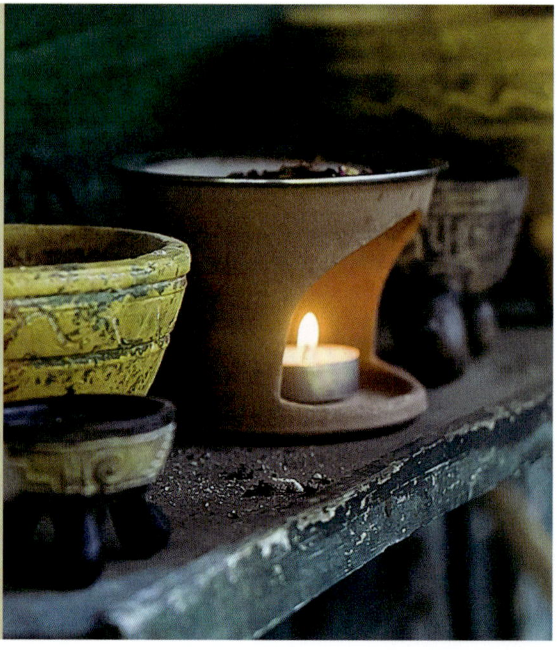

dürfen Sie Wundern begegnen, die dadurch entstehen, dass Sie ausgetretene Pfade verlassen. Vielleicht beschert Ihnen der Tag Überraschendes, das Sie sogar ins neue Jahr hinüberbringen und so zu einer selbst erfahrenen und positiven Gewohnheit machen.

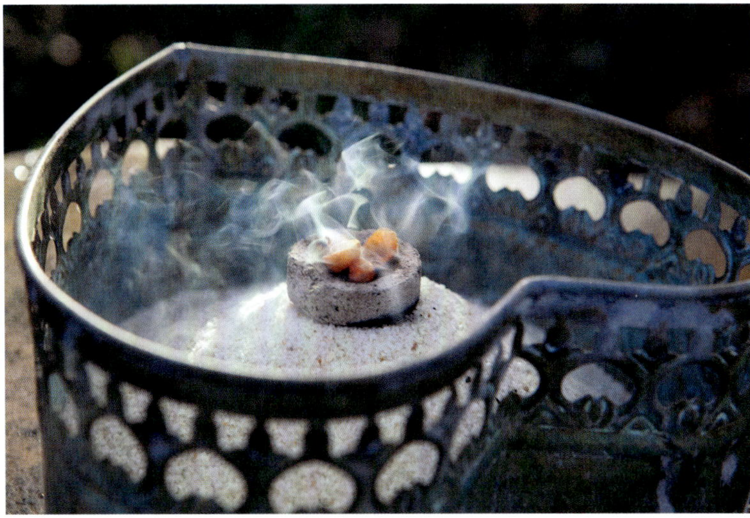

Tagesthemen lassen sich mit etwas Kreativität auch im Ritualgeschehen ausdrücken.

PERSÖNLICHES ERLEBNIS

„Ein ganz besonderes Erlebnis für mich war die dritte Raunacht. Mein Thema war unter anderem ‚Innere Ausrichtung auf Wünsche, Wunder zulassen und das Herz öffnen'. An diesem Abend hatte ich eine Verabredung und bin daher gar nicht dazu gekommen, mein Räucher-Tagebuch zu öffnen. Ich habe erst am nächsten Morgen reingeschaut und musste mal wieder staunen.

Die Verabredung war vor einigen Jahren meine große Liebe gewesen. Nachdem wir uns ein paar Tage vorher zufällig wieder begegnet waren, war uns beiden klar, wir sollten uns mal wieder sehen. Für mich war es wie ein kleines Wunder, als er mir sein Herz öffnete und sagte, er habe die ganze Zeit an mich denken müssen. Ich konnte nicht glauben, dass ich in diesem Moment nach der langen Zeit immer noch den Wunsch verspürte, mit diesem Mann zusammenzukommen. Die Begegnung hatte im Streit geendet und wir wollten uns nicht wieder sehen, zu groß waren noch die Verletzungen und Anschuldigungen von damals.

Das Thema des nächsten Tages hätte nicht passender sein können. Ich war zu den Fragen ‚Auflösung/Bereinigung kritischer Themen, was bedrückt, belastet, nicht gut läuft' der dritten Raunacht sehr damit beschäftigt, alles wieder ins Lot zu bringen. Also habe ich das für mich ungute Thema auf einen Zettel geschrieben und im Feuer mit etwas echtem Weihrauch verbrannt... Ich dachte, schaden kann es auf keinen Fall, was mir in meinem Raunächte-Tagebuch geraten wurde. Am 5. Januar (12. Raunacht, Thema: ‚Tag der Gnade, Nacht der Wunder') haben wir uns nach gegenseitigem Einlenken wieder getroffen und wollen nun beide nochmal einen Neubeginn unserer Freundschaft wagen ...“

27./28. DEZEMBER – BEWUSST INNEHALTEN

Die Reise geht weiter: Sie haben bereits nach unten zu Ihren familiären Wurzeln geschaut und sich oben an Ihre spirituelle Führung angebunden. Von da aus ging der Blick dann nach innen auf die Ebene des Herzempfindens. Dort machen Sie jetzt einen kurzen Stopp, kommen ganz im Hier und Jetzt an und reflektieren die vergangenen drei Tage. Ihr Blick richtet sich auf die Ereignisse im April.

Die vierte Raunacht eignet sich gut, um wie in einem kleinen Abschluss noch einmal alles zu bereinigen und aufzulösen, was Ihnen in den letzten drei Tagen nicht behagt oder was Sie behindert hat. Gab es störende Träume oder kleine Ärgernisse? Was ist bisher passiert? Das wiederholte Reflektieren unterstützt die eigene Wahrnehmung und hilft

BEISPIELE FÜR TAGES-FRAGEN

- Was ist mir vom April des Jahres in Erinnerung geblieben? Wie habe ich die Ostertage verbracht und erlebt?
- Welche Konsequenzen ergeben sich aus den Erkenntnissen der letzten drei Tagen?
- Was ist mir aufgefallen an den Themen dieser Tage, was blieb besonders haften?
- Was ist mir leicht gefallen und was war eher schwierig für mich zu beantworten?
- Bei welchem Thema würde es sich lohnen, noch einmal genauer hinzuschauen, um mir klarer zu werden?
- Welchen nährenden Boden brauche ich für mein persönliches Wohlbefinden?

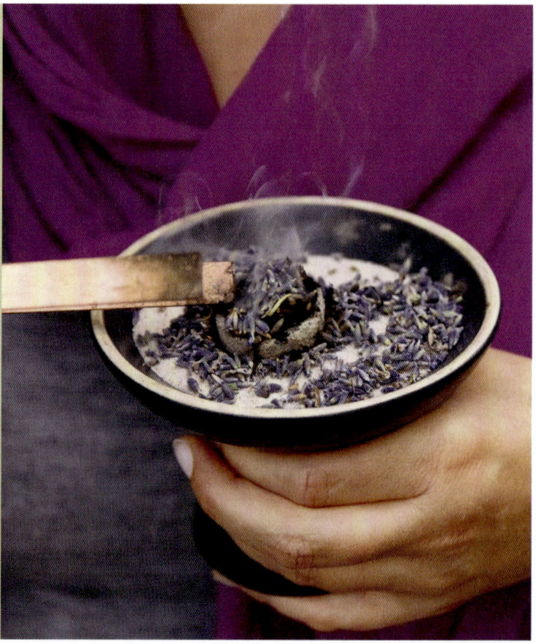

Ihnen herauszufinden, was Sie benötigen, um sich selbst etwas Gutes zu tun.

Sie können ein kleines Ritual durchführen, das Sie natürlich auch an anderen Tages des Jahres begehen können. Entfachen Sie ein kleines Feuer im Freien. Werfen Sie – zusammen mit etwas Weihrauch – die Zettel in die Flammen, auf denen Sie notiert haben, was Sie loslassen und verabschieden wollen. Genießen Sie das sichtbare Verschwinden und Transformieren aller Störungen der letzten Tage in den Flammen.

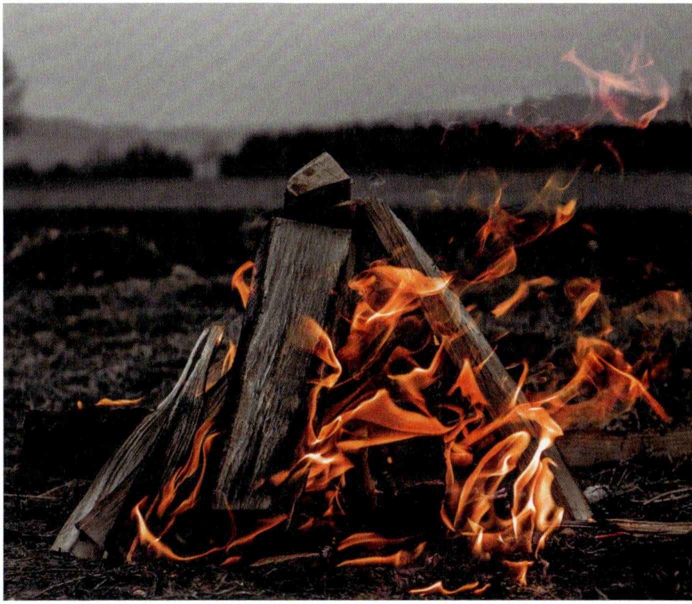

Eine Geste mit starker innerer Wirkung: etwas auf immer im Feuer verabschieden.

PERSÖNLICHES ERLEBNIS

„Während der Raunächte war es so, dass ich bis zur 5. Raunacht frei hatte und danach wieder arbeiten musste. Diese erste Zeit war sehr intensiv, und obwohl ich ab dem 3. Januar noch ein paar Tage frei hatte, kam ich dann einfach nicht mehr so tief hinein. Die 4. Raunacht war etwas durchwachsen, wie wenn ich mit dem falschen Fuß aufgestanden wäre. Es war aber auch das Thema dieser Nacht, die kritischen Themen aufzulösen. In der 5. Raunacht hatte ich das Gefühl, mich schwer zu tun und mit der eigenen Anerkennung zu hadern. In der 6. Raunacht wurde es ruhiger, ich konnte Ausgeglichenheit in mir fühlen.

Dann kam in der 9. Raunacht der Durchbruch. Da wurde mir bewusst, dass ich seit Beginn der Raunächte meine innere Mitte viel stärker fühle. Das hatte bereits am 24.12. angefangen. Es fühlt sich so an, als wenn mein Mittelpunkt sich ausdehnt und größer geworden ist, sich bis auf meine Haut ausdehnt. Die Reizbarkeit und die unruhigen Nächte lassen nach, Entspannung und Wohlgefühl machen sich breit. Herz, Bauch und Kopf fühlen sich vereint an. Ich fühle mich erfrischt und kann schon den Frühling spüren."

28./29. DEZEMBER – DER BLICK IN DAS SOZIALE UMFELD

Der Rundumblick geht weiter. Heute schauen Sie nach außen und nehmen Ihr soziales Umfeld in Augenschein. Sie betrachten es einmal genauer und bewusster als sonst und fragen sich, was Sie dort wahrnehmen. Außerdem beschäftigen Sie sich mit dem Mai: Die Natur ist auf dem Weg zur vollen Entfaltung und nimmt Anlauf zu ihrem Höhepunkt am 21. Juni. Unaufhaltsam dehnt sie sich aus und stülpt die im Erdinneren entstandenen Kräfte farbenfroh und vor Vitalität strotzend ins Außen über Wiesen und Wälder.

BEISPIELE FÜR TAGES-FRAGEN

- Was ist vom Mai noch in Erinnerung? Wie habe ich das üppige Aufblühen in der Natur erlebt? Habe ich meine lustvollen Energien ausgelebt und den wilden und unbändigen Teil in mir gespürt?
- Mit welchen Beziehungen und Freundschaften lebe ich im Frieden und welche sind zerbrochen?
- Ist noch etwas aufzulösen und zu heilen in meinen freundschaftlichen Beziehungen?
- Wie ist es mit der Freundschaft und Liebe zu mir selbst? Könnte da noch etwas friedlicher und liebevoller sein? Kann ich mich wirklich zu hundert Prozent so annehmen, wie ich bin?
- Wo gab es Erfolge, Leistungen, Siege, Beiträge, Fehlschläge, Höhen und Tiefen?

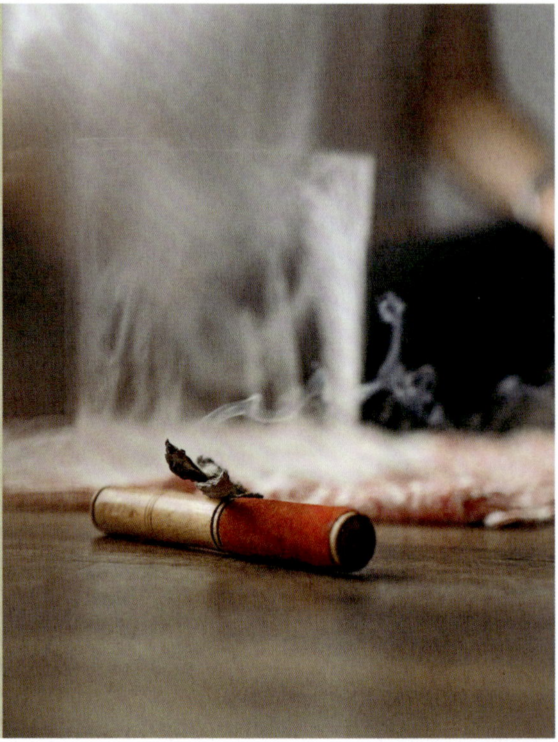

Gute Freunde können Sie jetzt wissen lassen, was Sie an Ihnen schätzen und lieben. Wie wäre es mit einem netten und ehrlich gemeinten Brief? Mischen Sie ganz intuitiv Kräuter und Harze aus Ihren Räuchervorräten zusammen, während Sie einen besonderen Menschen und Ihre Beziehung zu ihm im Herz tragen. Räuchern Sie davon etwas, während Sie die Zeilen formulieren – und geben Sie etwas von der Mischung in den Brief.

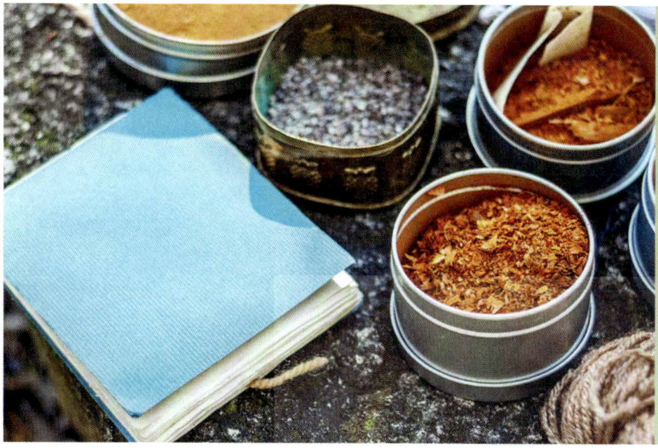

Eine Mischung für andere Menschen weitet den Horizont.

PERSÖNLICHES ERLEBNIS

„In dieser Raunacht erschien mir meine ehemals beste Freundin Moni. Wir hatten uns (wegen einiger Differenzen) aus den Augen verloren und seit fast zwei Jahren kaum Kontakt. Meiner Meinung war die Situation so auf Distanz dennoch in Ordnung und für mich okay. Doch immer wieder tauchte sie in dieser Zeit (Raunächte) vor meinem inneren Auge auf und ich musste häufig an sie denken. Trotzdem konnte ich mich nicht dazu durchringen, mich bei ihr zu melden. Aber sie war ständig präsent. Am 28.12. habe ich mich dann bewusst mit unserer über 20 Jahre andauernden Freundschaft auseinandergesetzt. Ich war mir unsicher, ob ich sie wieder aufleben lassen und mich bei ihr melden sollte (uns verbindet sehr viel miteinander Erlebtes, sehr vertrauliche Gespräche) oder ob der endgültige Bruch und das Loslösen die bessere Entscheidung ist. Ich konnte mich nicht wirklich entscheiden, in welche Richtung ich gehen möchte.

Also habe ich aufgeschrieben, dass ich mir nur noch liebevolle Beziehungen und Freundschaften wünsche, die für beide Seiten nährend und bereichernd sind. Diesen Wunsch-Zettel habe ich zusammen mit Weihrauch verglimmt und an die Götter übergeben. Vorgestern, am 6. 1., hat sich Moni nun nach fast einem Dreiviertel Jahr (!) das erste Mal bei mir gemeldet, um mir ein gutes neues Jahr zu wünschen. Ich sehe das als positives Zeichen und habe mich riesig gefreut, von ihr zu hören. Ich werde nun den Kontakt zu ihr suchen und mich mit ihr verabreden. Ich bin gespannt, wie sich unsere Beziehung zueinander entwickeln wird."

29./30. DEZEMBER – ABSCHIED AUF IMMER

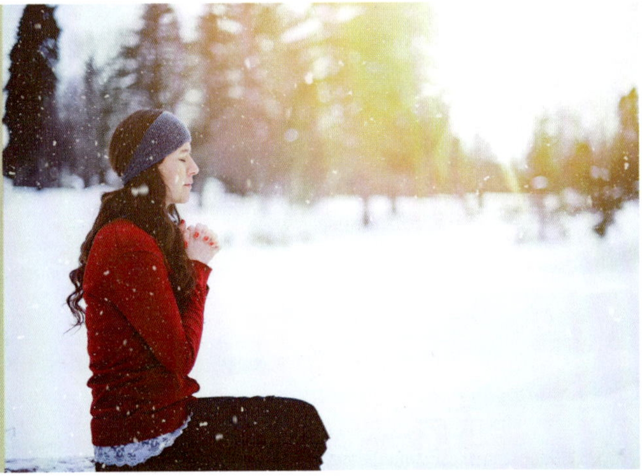

Aus der Mitte heraus lassen sich auch schwierige Themen lösen.

Sie haben bereits nach unten, nach oben, nach innen, nach außen und ins Hier und Jetzt geschaut. Nun sind Sie gut gerüstet, um einen Blick zurück über die Schulter zu werfen auf das, was Sie im alten Jahr lassen möchten. Es mag Dinge geben, die Sie nicht länger mit sich herumtragen wollen. Dabei muss es nicht gleich um Haus und Hof oder sonstige existenziell tragende Themen gehen. Es reicht zunächst vollkommen aus, im Rückblick Ihre Reaktion auf alltägliche Vorkommnisse anzuschauen. Nehmen Sie sich selbst unter die Lupe und finden Sie ganz undogmatisch heraus, was es wirklich loszulassen gilt. Nun geht es weiter in den Juni.

Gönnen Sie sich Ihre Zeit der Stille mit einer nährenden Räuchermischung. Lassen Sie Ihre Augen an einen ruhigen Ort wandern und verbinden Sie sich mit dem Geist des alten Jahres. Was zeigt er Ihnen? Wie fühlt sich das an? Schreiben Sie auf einen Zettel, was Heilung und Transformation benötigt, und auch das, was endgültig der Vergangenheit angehören soll. Während Sie beispielsweise mit Salbei und Weihrauch räuchern, werfen Sie Ihre Notizen ins Feuer. Sie beobachten ganz bewusst den reinigenden Transformationsprozess des Feuers.

PERSÖNLICHES ERLEBNIS

„Seit einigen Monaten gestaltete sich meine sonst so intakte und liebevolle Ehe als schwierig. Ich kann nicht erklären, warum es so gekommen ist zwischen uns. Ein kleiner Machtkampf hatte sich entwickelt und immer weiter hochgeschaukelt.

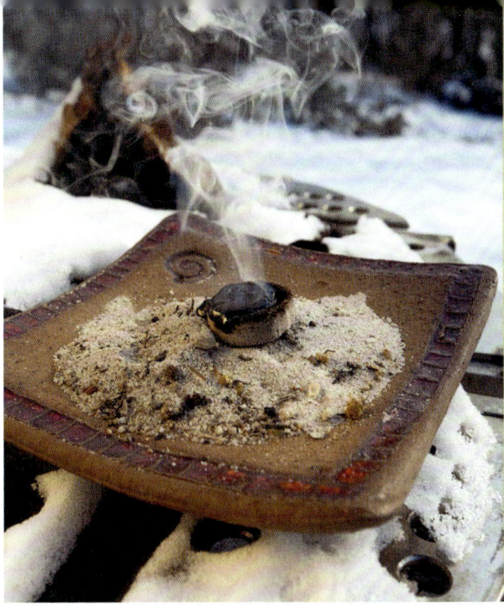

BEISPIELE FÜR TAGES-FRAGEN

- Wie habe ich den Juni wahrgenommen? Da war die Zeit der Sonnwende.
- Wie habe ich diesen Höhepunkt und gleichzeitigen Umkehrschwung in der Natur erlebt?
- Was möchte ich definitiv im alten Jahr zurücklassen? Sind es bestimmte Beziehungen, Muster, Überzeugungen, Glaubenssätze, Verhaltensweisen, Gewohnheiten, Dinge?
- Was ist mittlerweile überholt und darf ruhigen Gewissens auf immer verabschiedet werden?
- Welche alten Gewohnheiten und Verbindungen passen nicht mehr zu mir?

Jeder wollte im Recht sein und den eigenen Willen durchsetzen. Toleranz und Verständnis für den anderen waren gleich Null. Die Stimmung war gereizt und disharmonisch. Es war zum Heulen! Und dieses Klima auch noch in der Weihnachtszeit. Während meines Räucher-Rituals suchte ich den Ort in mir, an dem ich mich selbst liebe und annehme. Ich räucherte mit Myrrhe, Opoponax, Sandelholz und Adlerholz. Die innere Quelle sitzt bei meinem Herzchakra. Ich nahm wahr, dass ich meine innere Kraft-Quelle mit Nahrung betäube und ruhig stelle. Es stimmt tatsächlich: Ich habe im letzten Halbjahr ca. 7 kg zugenommen. Eine Selbstliebe und ein Selbst-Annehmen waren nicht wahrnehmbar. Ich hatte den Kontakt zu mir verloren.

Eine Traurigkeit überkam mich und ich musste weinen. Es waren aber sehr heilsame Tränen. Mir wurde vor Augen geführt: Wenn ich mich nicht selbst annehme und liebe, so wie ich bin, fällt es auch den anderen (auch meinem Mann) schwer. Ich habe in mir ein goldenes Licht in meiner Quelle entstehen lassen, bis es meinen ganzen Körper ausfüllte. Ich fühlte mich in der Seele berührt und eine Wärme überkam mich. Ich ließ dieses Gefühl noch einige Zeit nachwirken. Danach fasste ich den Entschluss, meine Ernährung umzustellen.

Etwa drei Tage später führte ich mit meinem Mann ein langes und sehr intensives Gespräch. Es flossen Tränen, auch bei ihm. Wir verstanden beide nicht, was mit uns los war in den vergangenen Monaten, wieso wir so ‚herzlos' miteinander umgingen. Wir wünschten uns, dass unsere Ehe wieder so liebevoll wie vorher ist und wir uns respektieren und achten. Es dauerte nach unserem Gespräch noch ein, zwei Tage, bis wir die frühere Nähe zueinander fanden und zuließen. Oh, wie hat mir diese Harmonie gefehlt! Uns geht es wieder wunderbar miteinander. Wir lassen uns gegenseitig den nötigen Freiraum und verbringen die übrige Zeit sehr gerne miteinander!"

30./31. DEZEMBER – DEN ÜBERGANG VORBEREITEN

Jetzt ist es soweit. Bevor es in das neue Jahr hineingeht, muss der Übergang gemeistert werden. Dann geht es darum, sich dem Neubeginn zu widmen. Bereits die „ganz normalen" Vorbereitungen für den Silvesterabend oder den Jahreswechsel machen deutlich, dass etwas Besonderes ansteht: Die Planung des Menüs, die Wahl eines außergewöhnlichen Restaurants oder – im Geschäftsleben – der Zeitpunkt für die jährliche Inventur oder auslaufende Verträge. All diese Dinge kennzeichnen den anstehenden Übergang. Der Schalter wird auf Neubeginn gelegt.

Im Rückblick geht es um den Juli. Die Natur hat ihren Höhenpunkt erreicht und gleichzeitig den Zenit überschritten. Das tun Sie jetzt auch. Sie bereiten sich vor. Sie erträumen sich eine Vision und konstruieren Ihre Realität für die nächsten zwölf Monate. Das, was Sie sich jetzt vornehmen, hat die besten Voraussetzungen, im neuen Jahr in Erfüllung zu gehen. Werden Sie zum Schöpfer Ihres Lebens.

BEISPIELE FÜR TAGES-FRAGEN

- Was ist mir vom Juli noch in Erinnerung? Wie hat sich der Sommer für mich angefühlt? Was hat mich beschäftigt in dieser Zeit?
- Wie bin ich seither etwas Neuem in meinem Leben begegnet? Auf welche Weise begegne ich überhaupt Veränderungen und neuen Vorhaben?
- Was wünsche ich mir in mein Leben im kommenden Jahr? Welche Sehnsüchte trage ich in mir, die gestillt und verwirklicht werden wollen?
- Was möchte ich definitiv manifestieren und im neuen Jahr verwirklichen?

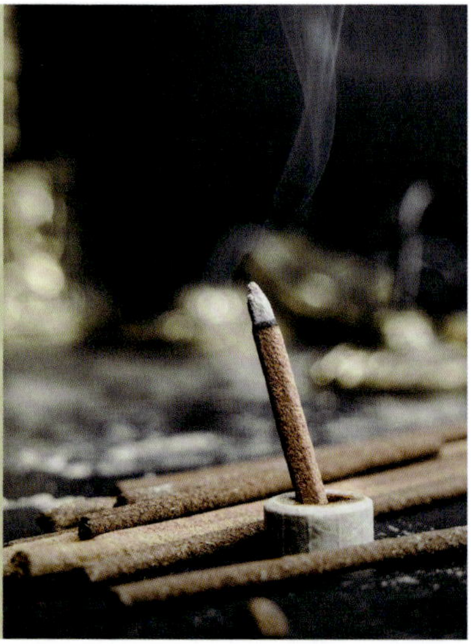

In der Silvesternacht können Sie orakeln und schauen, was Ihnen das Kommende bringen wird. Räuchern Sie während des Orakel-Rituals. Es öffnet den Raum des Unsichtbaren, das sich durch die innere Wahrnehmung dann in einer deutbaren Form zeigt. Ein schöner Brauch ist es, in Dank und Achtung den Naturwesen einen kleinen Teller mit Essensresten unter einen Baum zu stellen. Damit kann die Fülle der Natur auf allen Ebenen ins neue Jahr einziehen.

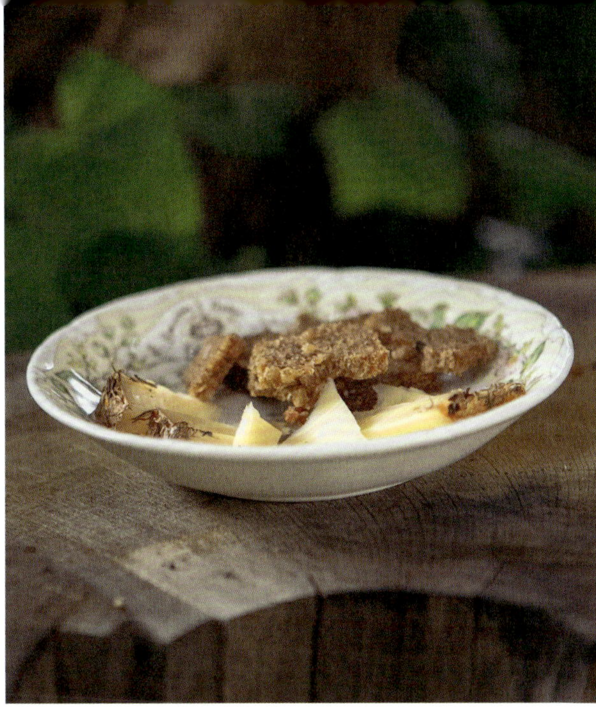

Der Brauch zu opfern hat eine tiefe Bedeutung und schafft Brücken …

PERSÖNLICHES ERLEBNIS

„In den Raunächten hatten wir vereinbart, dass sich jede Person unseres Frauen-Kreises über ein Gedicht mit den Mitgliedern der Gruppe verbindet und um eine Vision für alle bittet. Als ungeschickt haben wir im Nachhinein erlebt, dass wir nicht einen festen gemeinsamen Termin für alle vereinbart hatten, sondern dass jede Frau sich ganz individuell den Tag während der Raunächte selbst aussuchen konnte. Bei diesem Raunacht-Ritual ist es nicht allen gelungen, vor dem Zubettgehen eine klare Verbindung zum Kreis herzustellen. Das Ergebnis: Es gab beispielsweise für eine Person keinerlei Information oder Vision für unseren Kreis. Als wir uns dann zur Besprechung zusammenfanden, wurde ihr plötzlich klar, dass sie im neuen Jahr nicht mehr in unserem Kreis wirken will, sondern dass ihre Energie auf ein anderes Ziel (nämlich Freiraum für sich selbst zu entwickeln) gelenkt werden möchte.

Meine persönliche Nachricht aus der Raunacht für den Kreis war: sein und tanzen, also weggehen vom praktisch ausgerichteten Tun und sich hinbewegen zur reinen Leichtigkeit. Im ersten Moment hatte ich so gar keine Idee, was uns diese Botschaft konkret sagen wollte. Spannend ist, dass wir mittlerweile erkannt haben, dass unser Sein im Kreis bisher zu wenig Raum eingenommen hat. Wir hatten pro Treffen immer ein Ziel, das wir erreichen wollten. Also ging es nicht um ‚Der Weg ist das Ziel', sondern eher um ‚Das Ziel ist im Weg'! Das wollen wir nun verändern. Ich bin gespannt …"

31. DEZEMBER/1. JANUAR – NEUES ANVISIEREN

Der Übergang ist gelungen. Sie stehen nun – ganz gefühlt – im neuen Jahr, und können sich auf der emotionalen Ebene auf das Neue ausrichten, das Sie sich in Ihr Leben wünschen. Nehmen Sie Ihre Visionen und Sehnsüchte in Ihr Herz auf. Als einen Teil von Ihnen, den es die kommenden Monate zu pflegen und zu hegen gilt. Betrachten Sie dabei den August.

Jetzt ist Neujahr und damit eine Zeit der Glückwünsche an Familie und Freunde. Diesen Übergang bewusst wahrzunehmen, prägt den Start in alles, was jetzt kommt. Suchen Sie heute einen Platz in der Natur auf. Während Sie räuchern, verbinden Sie sich über den Atem mit Ihrem Körper und damit, was Sie um sich herum spüren: die kalte Luft, den Baumstamm in Ihrem Rücken, die feste Erde unter Ihren Füßen. Fühlen Sie Ihre Visionen, Ziele und Wünsche und verbinden Sie sie mit den innigsten Wünschen für bestes Gelingen und Umsetzen.

BEISPIELE FÜR TAGES-FRAGEN

- Wie habe ich den August verbracht? Welche Ereignisse drängen sich spontan in meiner Erinnerung auf?
- Wie nehme ich den Übergang ins neue Jahr wahr? Welche Qualität hat er für mich? Einfach, schwungvoll oder eher zäh und schwierig ...?
- Wie ging ich bisher mit biografischen Übergangssituationen um? Was möchte ich daran in Zukunft ändern?
- Wenn ich mir vorstelle, alle meine Wünsche und Visionen für das neue Jahr haben sich erfüllt, wie fühlt sich das dann an? Spüre ich überraschtes Staunen und helle Freude? Oder nehme ich die Erfüllung meiner Sehnsüchte als selbstverständlich und bin ganz gelassen?

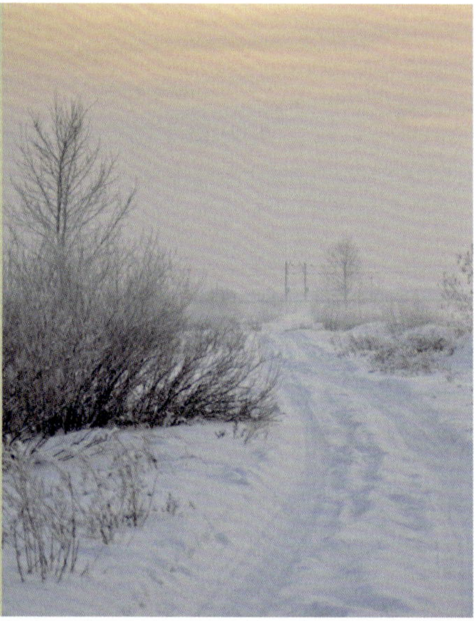

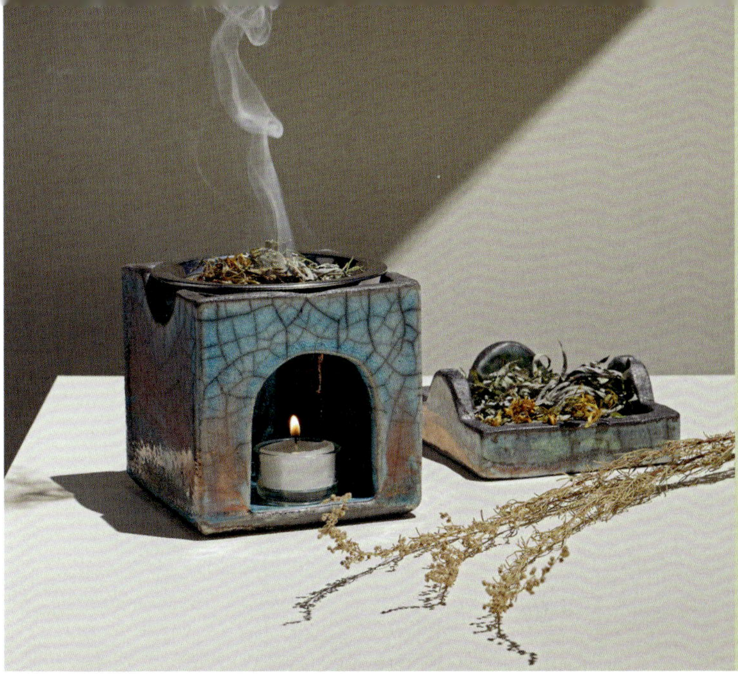

PERSÖNLICHES ERLEBNIS

„Eine der Raunächte hatte es wirklich in sich. Mir ist ganz deutlich klar geworden, warum ich das vergangene Jahr bestimmte Dinge getan habe bzw. warum ich das Gefühl hatte, es unbedingt tun zu müssen. Noch immer kann ich vor allem eine Geschichte fast nicht glauben.

Kurz vor Ostern habe ich mir ziemlich spontan, entgegen aller Vernunft und dem Rat von Freunden und Eltern, ein Gartengrundstück gekauft. Ich habe es von einer älteren Frau erworben. Ihr war es sehr wichtig, wer das Grundstück nach ihr pflegt und hegt. Da ich ursprünglich aus dem Ort komme, in dem sie wohnt und wir uns gleich von Anfang an sehr sympathisch waren, hat sie, trotz einiger Interessenten vor mir, an mich verkauft. Beim Notar dachte ich noch, es war vielleicht doch alles etwas überstürzt und am Ende zu schnell entschlossen. Aber mein Bauch hat mir gleichzeitig deutlich zum Ausdruck gebracht, das Richtige zu tun. Erst hinterher hat sich dann herausgestellt, dass die ältere Frau und ihr verstorbener Mann es damals der Cousine meines Opas mütterlicherseits abgekauft hatten und es mit meinem Spontankauf quasi (unwissend) wieder in Familienbesitz übergegangen ist.

Ich fühle mich sehr wohl in meinem Garten und weiß nun auch, woher dieses enorme Gefühl von Geborgenheit und Schutz in mir kommt. Irgendwelche Kräfte haben offenbar veranlasst, dass genau dieses Stückchen Mutter Erde zu mir findet ... Das klingt für moderne Ohren vielleicht komisch, ich bin aber innerlich ganz fest davon überzeugt. Es steht sogar noch, geschützt zwischen den Bäumen, eine riesige alte Holzleiter auf dem Grundstück. Sie ist noch recht gut erhalten und nach Aussage der älteren Frau hat ihr wohl die besagte Cousine diese Leiter vor vielen Jahren einmal ausgeliehen ... Eine schönere Verbindung zu den Ahnen gibt es doch nicht, oder? Die Leiter bleibt natürlich auf jeden Fall stehen und hat ihren Platz bis in alle Ewigkeit ... Dort ist auch mein Lieblingsplatz im Garten.“

Jede Raunacht bewusst gestalten: mit Farben, Formen, Düften

1./2. JANUAR – DAS SEGNEN LERNEN

Der Neubeginn wartet jetzt noch darauf, mit den besten Wünschen gesegnet zu werden. Segnen bedeutet, um Schutz, Zuversicht, gutes Gelingen und Gedeihen zu bitten. In Form eines Gebetes oder verbunden mit einer Geste. Heute können wir uns aufgrund der modernen Individualisierung darin üben, selbst zu segnen. Uns selbst, die Natur, vielleicht sogar andere Menschen. Das setzt Reife und Verantwortungsgefühl für alle Wesen und für die Erde voraus. Doch es geht immer um einen Prozess: Trauen Sie es sich also zu, Menschen, die Natur und Themen, die Ihnen wichtig sind, in die allerbesten Gedanken einzuhüllen. Im Mittelpunkt des Rückblickes steht der September.

Während der Räucherung nehmen Sie Kontakt auf mit Ihrem inneren goldenen Kern und verbinden sich mit ihm. Stellen Sie sich vor, sie haben in Ihrer Körpermitte eine lichte, leichte, goldene Kugel, die symbolisch für die Vollkommenheit Ihrer Seele steht. In der Luft liegt der feine Duft der Räucherung. Verbinden Sie das goldene Licht in sich mit dem Duft und spüren Sie, wie sich jede Körperzelle belebt.

BEISPIELE FÜR TAGES-FRAGEN

- Was habe ich im September unternommen? Wovon war er geprägt? Wie habe ich die Herbst-Tag-und-Nacht-Gleiche erlebt?
- Wo befindet sich heute meine innere Mitte? Kann ich sie wirklich wahrnehmen, spüren? Wie fühlt sie sich an? Wie ist es um mein Gleichgewicht bestellt?
- Wen und was möchte ich segnen und in gute Gedanken hüllen?
- Wofür möchte ich ganz bewusst dankbar sein?

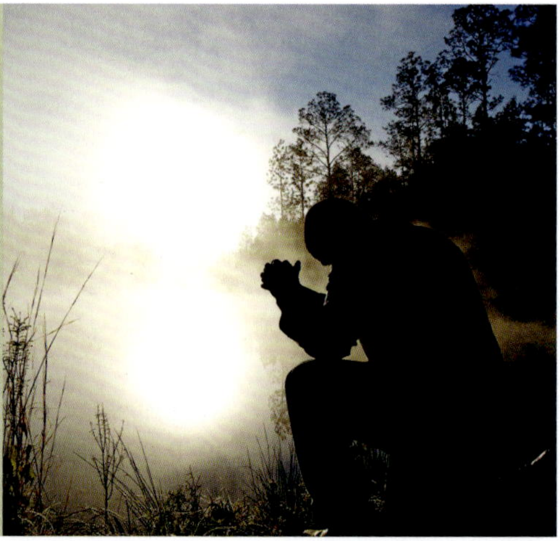

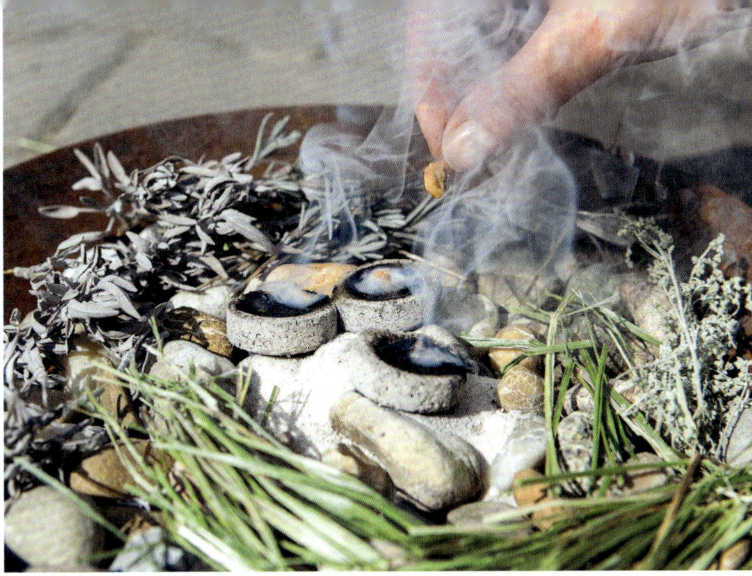

Vielleicht unternehmen Sie einen Spaziergang. Offenen Auges einen Schritt vor den anderen zu setzen, offenbart oft ganz Erstaunliches, wofür wir dankbar sein können. Im Alltag geht das häufig unter. Von den unterschiedlichsten spirituellen Richtungen wissen wir, dass echte und ehrlich empfundene Dankbarkeit das ist, was das Wünschenswerte in das Leben hineinzieht. Sie lässt das wachsen, was uns wichtig ist. Probieren Sie doch einmal eine Dankes- und Segensräucherung aus.

Das Segnen mit dem Räuchern zu verbinden, berührt tief.

Wählen Sie intuitiv den Duft von Räucherstoffen, für die Sie besonders dankbar sind. Vielleicht sind es Kräuter aus Ihrem Garten, deren Anblick Sie mit Dankbarkeit erfüllt, weil sie Ihnen eine so reiche Ernte geschenkt haben. Während der Duft den Raum erfüllt, notieren Sie, wofür Sie bereits tiefe Dankbarkeit in Ihrem Herzen spüren und was sie segnen wollen. Und sicher begegnen Ihnen Dinge und Themen, die Sie als selbstverständlich nehmen. Genau diese sind es besonders wert, mit dem Gefühl der Dankbarkeit geehrt zu werden.

PERSÖNLICHES ERLEBNIS

„In der vertieften Beschäftigung mit dem Raunächte-Tagebuch, das mich zunächst zu meinen Wurzeln geleitet hat, den ganzen Jahres- und Lebenskreis beleuchtet hat und geendet hat mit dem Vergehen, dem Tod, ist mir eines ganz klar geworden. Nämlich wie wichtig ein respektvoller, liebevoller Umgang mit allen Lebewesen um uns herum ist. Das Leben bietet so viel mehr, als dass man immer nach Mehr, Weiter, Höher, Schneller usw. streben sollte.

Das Wertvollste ist ganz in der Nähe von einem selbst und seinen Nächsten. Das sollte man mehr (be-)achten. Daraus erwächst die Stärke, die man für das kommende (Jahr) braucht. Es ist doch ganz wunderbar, dass man trotz unserer linearen Zeitrechnung so eine Zeitqualität geschenkt bekommt, wie die zwölf Raunächte! Und keiner kann sich dem so ganz entziehen ...“

2./3. JANUAR – INS TUN KOMMEN

In den letzten drei Raunächten haben Sie sich eher Ihren Wünschen und Visionen gewidmet. Jetzt geht es darum, etwas zu tun. Es wird konkret. Umsetzungswille ist gefragt. Dafür bündeln Sie Kräfte und Lebensenergie, um die neuen Vorhaben mit Dynamik und heilsamer Entwicklung zu beleben. Die Jahresreise geht gleichzeitig weiter in den Oktober.

In dieser Raunacht beginnen Sie, sich geistig die zukünftigen Vorhaben so lebendig und konkret wie möglich auszumalen. Nähern Sie sich Ihrer Zukunft und schmieden Sie Pläne. Je genauer die Vorstellung davon ist, desto größer sind die Chancen einer erfolgreichen Umsetzung.

Bereiten Sie achtsam Ihre Räucherung vor und probieren Sie dabei einmal eine neue Methode aus, Ihren Zielen einen Schritt näher zu kommen. Nehmen Sie beispielsweise ein Blatt Papier und teilen Sie es in drei Spalten ein. In die Spalte ganz rechts schreiben Sie ein Thema, das Sie erreichen möchten. Dafür stellen Sie ein Datum aus, wann dieses Vorhaben abgeschlossen bzw. Ihre „Ernte“ eingefahren sein sollte, also etwa den 31. Juli dieses Jahres. Der Trick dabei ist, dass Sie das Thema nun so mit klaren Begriffen und plastischen Beschreibungen füllen, als ob Sie bereits den jeweiligen Stichtag erreicht hätten. Sie tun gewissermaßen so, als ob heute bereits der 31. Juli wäre. Rechts ist also die Soll-Spalte.

Schlicht, praktisch und einfach schön: die gute alte Räucherpfanne

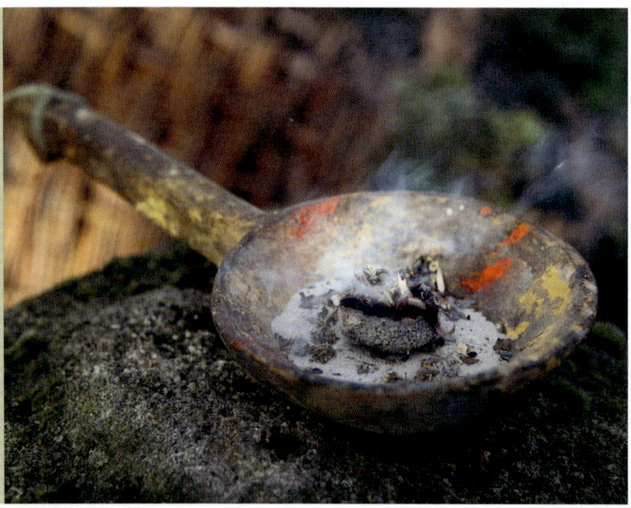

Danach setzen Sie über die Spalte ganz links das aktuelle Datum ein. Nun beschreiben Sie Ihre Ist-Situation von früher. Sie wenden den Blick also in die Vergangenheit. Wie war das, als Sie Ihre Wünsche, Sehnsüchte, Pläne und Vorhaben noch nicht umgesetzt hatten? Von wo aus sind Sie gestartet?

In die mittlere Spalte tragen Sie schließlich Erledigungspunkte ein: Also all jene Schritte, die Sie nun

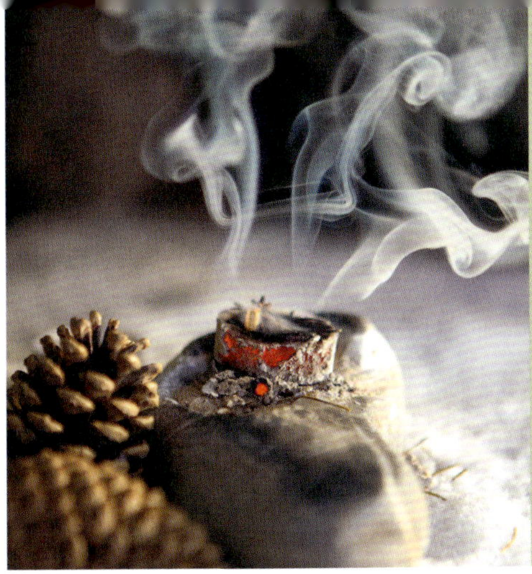

BEISPIELE FÜR TAGES-FRAGEN

- An welche Oktober-Ereignisse erinnere ich mich? Wie habe ich vergangenes Jahr den Übergang in die dunkle Jahreszeit erlebt?
- Wie sieht es mit meiner Lebensenergie aus? Habe ich ausreichend Kraft, um gestärkt in den Startlöchern zu stehen für alle meine Vorhaben?
- Wie kann ich meine Lebensenergie verbessern?
- Welche Situationen müssen dafür noch geklärt werden?

konkret gehen müssen, um Ihr Ziel zu erreichen: Wer unterstützt Sie dabei und auf welche Weise? Wer könnte etwas dagegen haben? Hilfreich ist es, wenn Sie sich gleich Gedanken dazu machen, wie Sie helfende Menschen für Ihr Vorhaben gewinnen und was die gegenläufigen Kräfte von Ihnen erfahren können, damit sie Sie ebenfalls wohlwollend begleiten. Je detaillierter Sie in die Beschreibungen eintauchen, desto leichter gelingt Ihnen später die Verwirklichung.

Dieses Vorgehen steht für das konkrete Bündeln von Energie auf ein Ziel hin. Unterstützt durch die Räucherung, beziehen Sie den seelischen Teil in Ihnen gleich mit ein und sorgen so für eine gute Verbindung von Verstand und Herz. Sie könnten heute auch sehr gut mit echtem Rosenweihrauch räuchern, der gerade während der rationalen Geistesarbeit, die jetzt ja auch gefragt ist, Ihre Herzensenergie und emotionale Seite unterstützt. So verbinden Sie Geist und Gefühle.

PERSÖNLICHES ERLEBNIS

„Meine Raunächte-Notizen waren gute Impulsgeber, die Fragestellungen haben mir beim geistigen Aufräumen geholfen, in verschiedene Blickwinkel zu schauen. So fühlt sich nun nicht nur mein Zuhause wie gereinigt an, sondern auch ich mich selber. Es haben sich dadurch natürlich nicht sofort alle meine Baustellen in Wohlgefallen aufgelöst, aber es hat sich vieles gelichtet. Das schafft Bewegung und eine neue Perspektive.

Manches konnte ich abschließen, anderes nehme ich weiter mit ins neue Jahr. Durch meine Aktivität und Eigeninitiative fühlt sich nun alles angenehm klar an. Mir hat es gut getan, das alte Jahr so bewusst zu verabschieden und das neue so bewusst willkommen zu heißen. Ich glaube, so aufgeräumt bin ich noch nie ins neue Jahr gestartet."

3./4. JANUAR – WERDEN UND VERGEHEN ERKENNEN

Der November, den Sie heute im Rückblick betrachten, lenkt die Aufmerksamkeit auf Abschied und Tod. Eines wird nun wie ein roter Faden immer deutlicher: Der Gesamtblick auf das Werden und Vergehen, vom Entstehen bis zum Loslösen, macht erst den gesamten Lebensprozess rund. Das gilt für alles – so auch für persönliche Entwicklungswege und Projekte.

Mit der Hilfe der Räucherdüfte gelingt ein tiefes Eintauchen im Sinne von Sich-Einlassen auf Stille und Konzentration ganz elegant und getragen. Die vergangenen Tage über haben Sie sich Ihrem Ursprung genähert und konnten Kraft aus den familiären Wurzeln ziehen. Sie konnten sich mehr und mehr an Ihre innere Führung, an eine innere Quelle und Werte anbinden. Auch haben Sie Ihr soziales Beziehungsgeflecht durchwandert und wissen nun besser, wo Ihre Energie hinfließt und was Sie tun können,

BEISPIELE FÜR TAGES-FRAGEN

- Wie habe ich den dunklen November erlebt?
- Am 1. November war Allerheiligen. Was habe ich an diesem Tag gemacht, wie habe ich diese besondere Stimmung wahrgenommen?
- Worin sehe ich den Sinn meines Lebens? Was will ich auf die Erde bringen?
- Wie verknüpfe ich das mit meinen Vorhaben für dieses Jahr? Sind diese für mich Sinn-stiftend?
- Gibt es etwas, das diesem Sinn nicht mehr entspricht und endgültig vorbei ist?
- Wie konzentriere ich mich jetzt mehr auf das, was mir in meinem Inneren einen Sinn vermittelt?

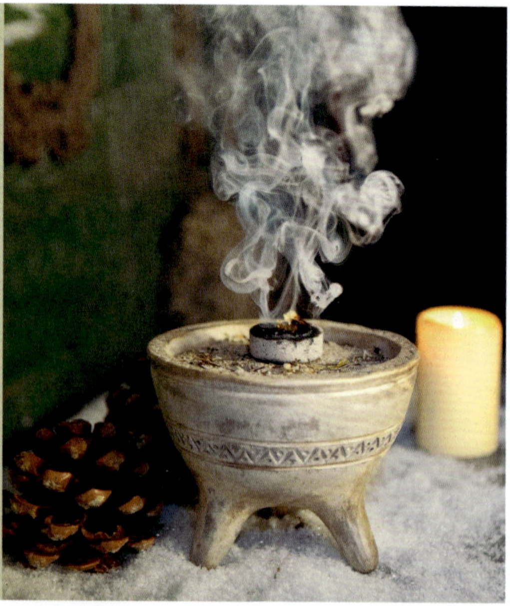

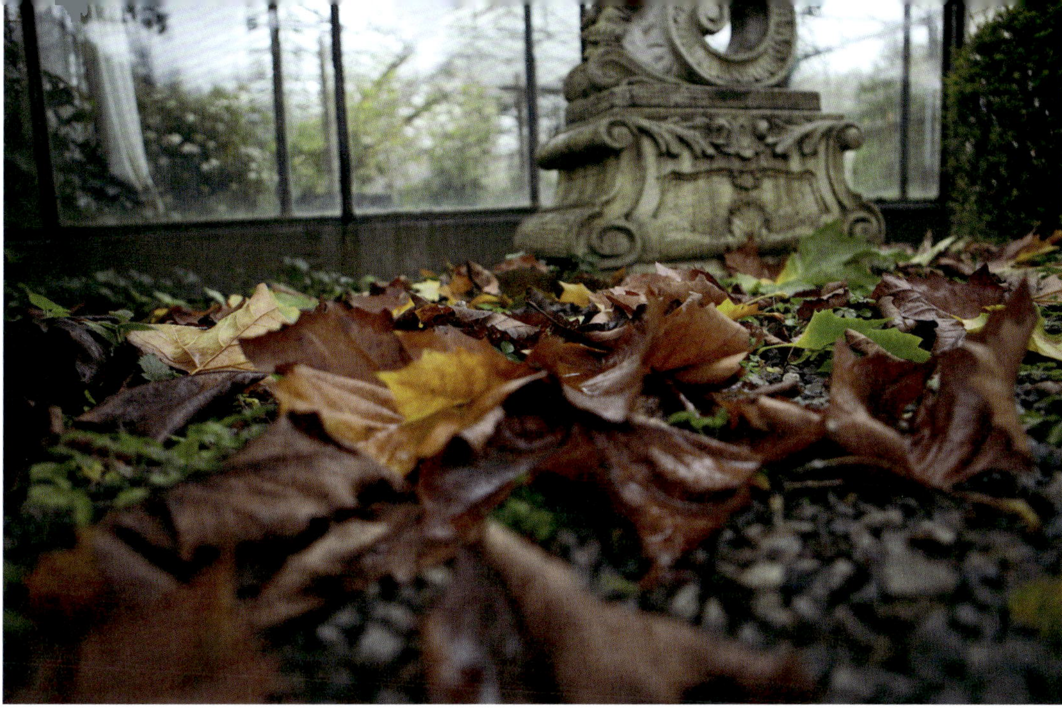

Die Natur zeigt es uns täglich: Alles ist ein Werden und Vergehen.

um sie zu stärken. Es gelingt Ihnen vielleicht sogar, das goldene Licht in Ihrer Körpermitte zu aktivieren und den Herzraum auszudehnen.

Nun sind Sie also bestens gerüstet, sich ganz gezielt mit Sinn-haften Themen zu beschäftigen. Sinn wird vor allem dann spürbar und deutlich, wenn nicht nur unser Verstand, sondern auch unser Herz überzeugt ist. Dann sind wir mit innerer Leidenschaft, mit dem Feuer der Begeisterung und Enthusiasmus bei der Sache und lassen uns von störenden Querschlägern von unserem Weg nicht abbringen.

PERSÖNLICHES ERLEBNIS

„Räucherung abends mit Myrrhe zum Thema ‚Sinn des Lebens und was will ich neu strukturieren?‘ Mehr Gemeinsamkeiten und Zeit mit meinem Mann verbringen, ist mir auf Rügen in unserer Zweisamkeit bewusst geworden, vor allem, weil für ihn ab März eine grundlegende Lebensänderung kommt. Er kann beruflich in Vorruhestand gehen, mit 58 Jahren. Ich denke, es wird sich für uns viel ändern, da es für ihn keine berufliche Veränderung ist, sondern ein ganz neuer Lebensabschnitt nach über 40 Jahren Berufstätigkeit beginnt. Mal schauen, was sich ergibt. Was macht mir Sinn, was will ich hier auf die Erde bringen? Menschen auf ihrem Lebensweg begleiten und heilen, in Dankbarkeit leben, Botschaften weitergeben. Und wo möchte ich mich befreien? Dass ich tun und lassen kann, was ich will, ohne ein schlechtes Gewissen zu haben.“

4./5. JANUAR – IN MILDE DEN BOGEN SCHLIESSEN

Die zwölfte und letzte Raunacht ist erreicht, der Bogen schließt sich. Die Rückschau fällt heute vermutlich besonders leicht, denn der Dezember ist bestimmt noch in deutlicher Erinnerung. Unsere Ahnen räucherten gerade in dieser Nacht intensiv Wohnräume und Ställe mit reinigenden Kräutern und Harzen aus. Eine solche Geste bereitet ein letztes Mal dem neuen Licht die bestmögliche Einkehr und integriert alle Geschehnisse, inneren Bilder und Gedanken der vergangenen Nächte. Diese Nacht ist voller Gnade und Wunder. Wir lernen und erfahren, anzunehmen, was ist.

Dort, wo kein Loslassen möglich ist, hüllen Sie das Thema mit einer Räucherung wohlwollend ein. Es geht nicht darum, verbissen etwas Störendes aus Ihrem Leben zu entfernen, sondern milden Blickes das zu be-

BEISPIELE FÜR TAGES-FRAGEN

- Worüber habe ich mich gefreut in den letzten zwölf Tagen und Nächten? Was hat sich gut und stimmig angefühlt, hat mich positiv überrascht?
- Welche weiteren Wunder möchte ich gerne in mein Leben hereinlassen?
- Worauf hätte ich verzichten können? Was war störend und irritierend für mich? Hat mich sogar etwas belastet?
- Wo sollte ich nochmal „nachlegen" und welches Thema mit einer klareren Energie und Ausrichtung anschauen?
- Welche Themen halten sich hartnäckig und zeigen sich immer wieder?

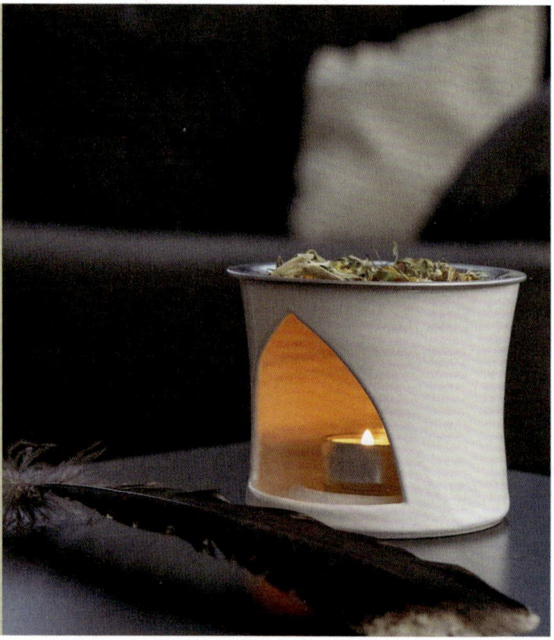

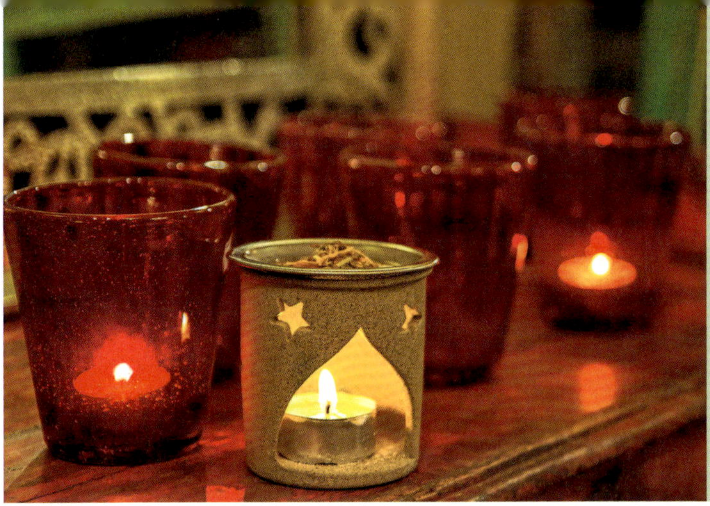

trachten, was noch bleiben möchte, auch wenn es unangenehm ist. Auch Schwieriges oder Störendes gehört zum Leben – und bietet die beste Möglichkeit, sich zu entwickeln und innerlich zu wachsen. Vielleicht öffnet sich in dieser Nacht auch ein neuer, offener Blick und es gelingt, gelassen auf das zu schauen, was Sie nicht so einfach verabschieden konnten. Es gilt anzunehmen, dass alles die richtige Zeit braucht, um es bearbeiten zu können.

Leuchten und duften: Kerzenlicht und aromatischer Rauch vertragen sich gut.

PERSÖNLICHES ERLEBNIS

„Wenn ich diese spannende Zeit zuhause verbringe, führe ich seit einigen Jahren ein Traumtagebuch. Dabei ordne ich die zwölf Nächte den kommenden Monaten zu. Es ist immer höchst interessant, diese Aufzeichnungen im Jahresverlauf zu lesen und nach Zusammenhängen zu forschen. Am letzten Tag des Jahres mache ich einen schriftlichen Jahresrückblick und nehme auch mein Traumtagebuch dazu. Manches Mal sind Zusammenhänge ziemlich schnell offensichtlich. Manches erschließt sich mir aber auch erst nach einigen Jahren. Dann erkenne ich des Öfteren einen universellen Plan.

Dieses Jahr nun hatte ich ein nettes Erleben: Ich war besonders begierig, mein Traumtagebuch anzulegen (weil ich für letztes Jahr keines angelegt hatte). Deshalb fing ich in der Nacht vom 24. 12. schon an, war bereits nach zwölf Nächten am 5. 1. fertig. Das fühlte sich ‚schräg' an. Ich war im Widerstreit mit mir: In den Raunächten wird bei mir keine Wäsche gewaschen – und die Wäschekörbe quollen über. Das wollte ich nun doch endlich in Angriff nehmen! Mein Mann hat mich aber bestärkt, noch einen letzten waschfreien Tag beizubehalten und das Traumtagebuch bis zum 6. 1. fortzuführen.

Warum beides nicht zu trennen war in meiner Vorstellung? Das weiß ich auch nicht – es ging nicht! So saß ich am Dreikönigstag über meiner letzten Traumaufzeichnung. Es war wie ein Abschluss aller bisherigen Träume mit einer schönen Auflösung. In diesem letzten Traum habe ich eindringliche Nachrichten aus der geistigen Welt erhalten. Und in mir machte sich eine Freude breit wie nach einer bestandenen Prüfung. Nun erwarte ich gespannt das neue Jahr."

6. JANUAR – MIT DEM GÖTTLICHEN IN DIE ZUKUNFT GEHEN

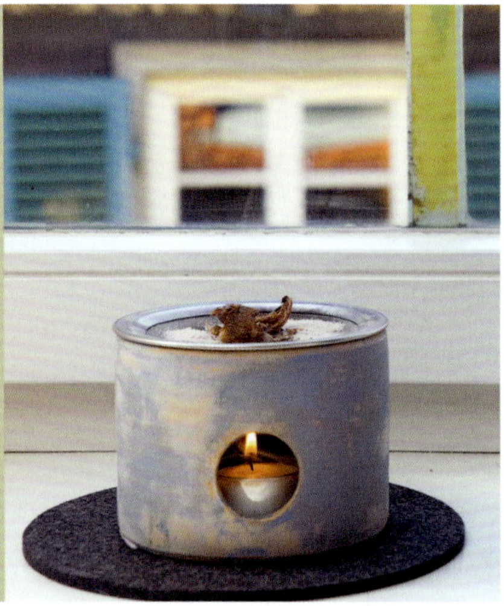

Ein sanfter Abschluss – die Raunächte sind vorüber.

In der christlichen Tradition ist der 6. Januar als *Epiphanias* das Fest der *Erscheinung des Herrn*, ein Hochfest auch in der Liturgie. Die drei Weisen aus dem Morgenland folgten dem Stern nach Bethlehem und brachten dem Jesus-Knaben ihre Gaben. Das war der Auftakt, um das Licht Jesu Christi in der Welt zu verbreiten. In der mitteleuropäisch-vorchristlichen Tradition waren es am Ende der Raunächte keltische Schicksalsgöttinnen, die Haus, Hof und deren Bewohner segneten: die drei *Bethen*. *Ambeth* verkörpert die junge, weiße, Leben spendende Göttin. *Wilbeth* ist die mütterliche Göttin, die für das sich ständig drehende Lebensrad zuständig ist. *Borbeth* ist die warme, dunkle und alte Göttin. In der germanischen Mythologie entsprechen ihnen die drei *Nornen Urd*, *Vervandi* und *Skuld*, die für Vergangenheit, Gegenwart und Zukunft stehen. In der Zeit der Raunächte durfte ihr Wirken nicht gestört werden. Es durfte keine Wäsche gewaschen werden und in den Spinnstuben musste die Arbeit ruhen. Auch geliehene Gegenstände waren jetzt zurückzubringen. Im Lauf der Jahrhunderte wandelte sich die Gestalt dieser weiblichen Göttinnen hin zu den christlichen Heiligen *Barbara*, *Katharina* und *Margarethe*, im Bayrischen auch bekannt als die *heiligen drei Madln*.

MÄNNLICHES UND WEIBLICHES VERBINDEN

Der 6. Januar steht im christlichen Glauben unter der Schirmherrschaft der Heiligen Drei Könige aus dem Morgenland. Sie rücken das Männliche in den Vordergrund. Ihre zukunftsstiftenden und segensreichen Gaben waren Gold, Weihrauch und Myrrhe. In den eher matriarchal geprägten Kulturen der sehr frühen Germanen und Kelten ist der Abschluss der Raunächte von weiblichen Schicksalsgöttinnen geprägt. Auch sie spendeten gütig und lebensbejahend den Menschen ihren Segen.

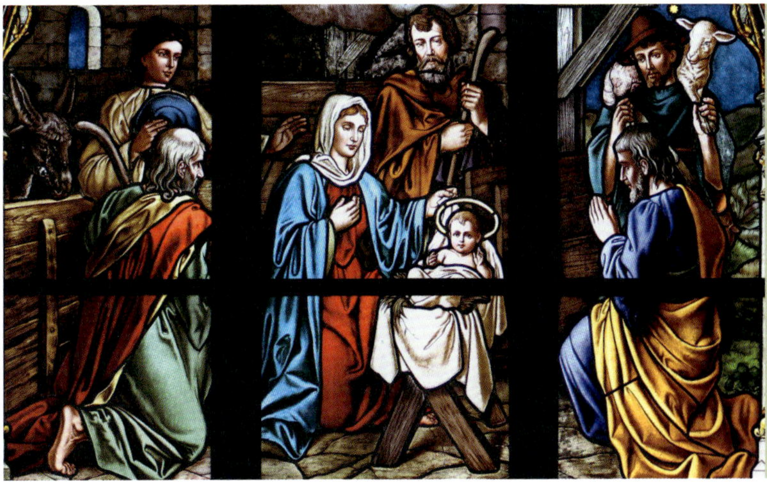

Im Kirchenfenster in Szene gesetzt: die Heiligen Drei Könige

Heute können wir aus beiden Traditionen eine Verbindung schaffen für unser Zusammenleben und für die Anknüpfung an höhere Welten. Die Weisen aus dem Morgenland stehen für die alte Weisheit des asiatischen Kulturraumes – die Schicksalsgöttinnen der Kelten und Germanen symbolisieren nachatlantisches Urwissen und Urfühlen und damit eine ganz enge Verbindung mit den Kräften der Natur des nördlichen Europas. Mit einer Räucherung erwecken wir Traditionen und ihren verbindenden Kern aus der Vergessenheit und würdigen ihre heilenden Weisheitskräfte.

MIT GUTEN KRÄFTEN IN DAS NEUE JAHR

In der katholischen Liturgie hat der Weihrauch eine große symbolische Bedeutung: Im Gottesdienst verräuchert, steht er für Verehrung und Lobpreis, für Anerkennung und Verherrlichung. Hingabe an Gott finden darin ihren Ausdruck. Gläubige lassen ihre Bitten und Gebete mit dem weißen, wohlduftenden Rauch gen Himmel tragen. Die drei Bethen verkörpern Wohlstand, Gesundheit und Lebenslust. Sie sorgen gut für die Menschen und sind besonders Frauen und Kindern wohlgesonnen. Ihre Gaben bestehen aus Licht, Wärme und Glück. Suchen Sie sich für Ihre Räucherung Symbole aus, mit denen Sie diese Gaben verbinden. Laden Sie während der Räucherung die Symbole mit der Kraft der drei Bethen auf.

Der 6. Januar schließt ganz heilsam und sanft die Zeit der Raunächte ab. Das Licht, das an der Winter-Sonnwende geboren wurde, ist jetzt stabil genug, um sich uns zu zeigen und weiter zu wachsen. Unser inneres Licht hat sich während der zwölf Raunächte von allem befreit, was seinem Gedeihen nicht zuträglich ist. Das neue Jahr ist nun da. Der Blick richtet sich nach vorne und wir spüren die gestaltenden Kräfte in uns. Sie wollen etwas in Angriff nehmen und sich auf das Neue freuen.

RAUNACHT-RITUALE PERSÖNLICH GESTALTEN

SEINE EIGENE HERANGEHENSWEISE FINDEN

Es gibt verschiedene Traditionen, wie Sie die Qualität der einzelnen Rautage und -nächte für sich nutzen können. Sie können sich ihnen zum Beispiel so nähern, dass jede der zwölf Nächte gewissermaßen stellvertretend für einen Monat des kommenden Jahres steht. So verlief als Vorschlag der rote Faden ab Seite 42. Oder Sie nehmen alternativ die ersten sechs Nächte als Rückschau auf das Vergangene und die folgenden dagegen als Vorblick auf das neue Jahr.

Eine komplexe, aber sehr interessante Herangehensweise ist die folgende Methode: In der ersten Raunacht reflektieren Sie den Januar des vergangenen Jahres, beantworten dann die damit verbundenen Fragestellungen, und imaginieren schließlich den Januar des kommenden Jahres. Monatsweise in die Zukunft zu schauen, fällt recht einfach, wenn Sie den jeweiligen Monat an bestimmten Ereignissen festmachen. So können Sie beispielsweise mit Freunden vereinbaren, wer mit wem in welchen Abständen über das Jahr hinweg telefoniert. Gerade in einer kleine Gruppe unterstützt es gegenseitig, wirklich an den imaginierten Visionen und gesteckten Zielen dranzubleiben und immer wieder zu reflektieren: Wo stehe ich, wo klemmt es gerade, wo geht es gut voran ...?

Schmuck aus der Natur, authentisch inszeniert: Ausdruck der Persönlichkeit

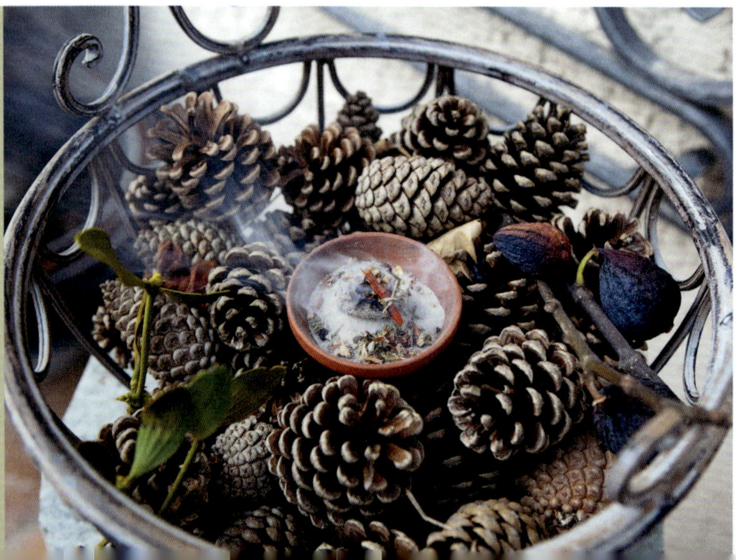

Dogmatisch vorgehen sollten wir niemals. Jeder darf sich genau jene Vorgehensweise zu eigen machen, die ihm sinnvoll und angenehm erscheint. Wich-

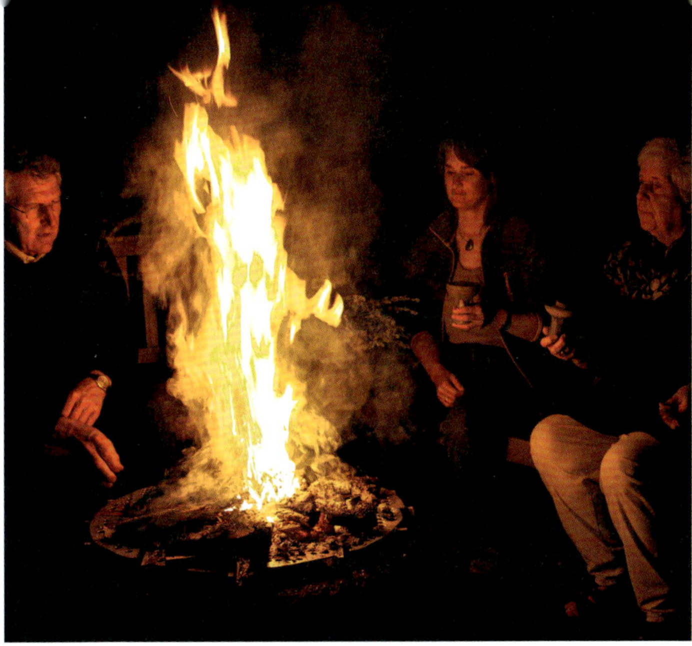

tig ist lediglich: Die Reflektion gehört immer genauso dazu wie der Ausblick auf das, wie wir uns konkret das Zukünftige vorstellen. Es geht also auch immer darum, selbst kreativ zu werden: Warum nicht eine bestimmte Raunacht nehmen, in der Sie das gesamte zurückliegende Jahr reflektieren? Auch das kann, gerade in Krisenzeiten, sehr stimmig sein.

In einer Gruppe lassen sich die Raunächte auf eine mitfühlende Weise erleben.

Unsere Vorfahren haben sich ganz bestimmt sehr intuitiv mit Vergangenheit und Zukunft auseinandergesetzt. Immer in Verbindung mit natürlichen Stimmungen und Rhythmen und mit der geistigen Welt. Das heute so dominante Denken und Intellektualisieren ist da oftmals ein Hindernis und es ist sehr entspannend und fördert die eigene Kreativität, zu lernen, es für den meditativen Prozess abzustellen. Die folgenden Seiten sollen also in erster Linie Anregungen, Impulse und Ideen geben.

SICH VON BRÄUCHEN INSPIRIEREN LASSEN

Das Rad des Lebens hat nun für einen Moment aufgehört, sich zu drehen. Die Alten hielten sich in dieser Zeit an ganz strenge Regeln. Wie beschrieben durfte zum Beispiel nicht gesponnen und keine Wäsche gewaschen werden. Das hätte bedeutet, *Urd*, *Vervandi* und *Skuld* „ins Handwerk zu pfuschen“. An ihnen ist es, gerade am Jahresende die Fäden der Zukunft zu spinnen. Das ist ja keine leichte Aufgabe. Ihnen durfte also nichts und niemand in die Quere kommen.

Ist das reiner, unwirklicher Aberglaube – oder können wir gerade heute davon lernen? Wenn wir selbst in diese Zeitqualität hineinspüren, merken wir deutlich: Bestimmte Themen sollten jetzt einfach abgeschlossen sein. Das ist wichtig, um Neues willkommen zu heißen und ihm den gebührenden Boden zu bereiten. Konkret bedeutet das dann eben, unerledigte Dinge definitiv abzuschließen und gut sein zu lassen, um Platz zu schaffen für Zukünftiges.

Das ist für moderne Menschen wichtiger denn je. Denn ohne uns darüber richtig im Klaren zu sein, sind wir oft mittendrin im „Weiterspinnen", im Uns-Weiterdrehen in der Mühle des Alltags. Das Hamsterrad dreht sich: In Firmen muss wie in einem Endspurt noch ganz schnell der Jahresabschluss fertiggestellt werden, wir gehen zu manchmal recht hektisch wirkenden Weihnachtsfeiern im Betrieb oder meinen, noch möglichst viele Freunde treffen zu müssen.

Wer kennt das nicht? Gerade in der Vorweihnachts- und Weihnachtszeit greift oftmals eine unglaubliche Hektik um sich, weil es plötzlich noch ganz viel gibt, was erledigt gehört. Steckt da vielleicht auch etwas Angst dahinter, zur Ruhe zu kommen und sich selbst und die Welt zu hinterfragen? Ist da vielleicht etwas übrig geblieben aus dem keltischen Volksglauben? Die Menschen damals waren sich – einigen Quellen zufolge – nämlich nicht so ganz sicher, ob der Sonnenbogen wieder größer wird und das Rad des Lebens sich tatsächlich weiter dreht. Jedes Jahr waren sie ganz erleichtert, wenn die Sonne wieder langsam zu steigen begann. Damals wie heute war es nicht ganz einfach, die Dinge zu hinterfragen und die möglichen Risiken des Lebens mutig anzublicken.

Alles, was bereits vorausbedacht wurde, verankert sich besser im eigenen inneren Seelenraum. Nehmen Sie sich also am besten schon ein paar Tage vor den Raunächten in Ruhe die Zeit, ein schönes Umfeld für die kommenden zwölf Ritualschritte zu finden und es bei Bedarf auch ganz bewusst auf eine persönliche Weise zu gestalten. Gerade wenn Sie einen Garten haben, bietet sich ein Plätzchen im Freien an. Das geht überall in der Natur. Das heißt natürlich nicht, dass Sie bei klirrender Kälte frierend Rituale abhalten sollen. Aber gelegentlich auch raus zu gehen und die Stimmung des Wetters, von Bäumen, Sträuchern und Kräutern sowie der kalten, klaren Luft wahrzunehmen, kann innerliche Prozesse anregen.

INS TUN KOMMEN

Um sich innerlich Ihren persönlichen Themen zu nähern, können Sie vier Ebenen anschauen:

1. Haushalt: Was sollte ich noch aufräumen, putzen, sortieren?
2. Verbindlichkeiten: Wo sind noch Rechnungen zu bezahlen, geliehene Sachen zurückbringen, Beziehungen zu klären?
3. Die soziale Ebene im Rückblick: Wer hat mich unterstützt? Bei wem möchte ich mich bedanken, vielleicht mit einer kleinen Aufmerksamkeit?
4. Die soziale Ebene für die kommenden Tage: Mit wem möchte ich die Heiligen Nächte und Tage verbringen? Auf welche Weise? Und mit wem besser nicht?

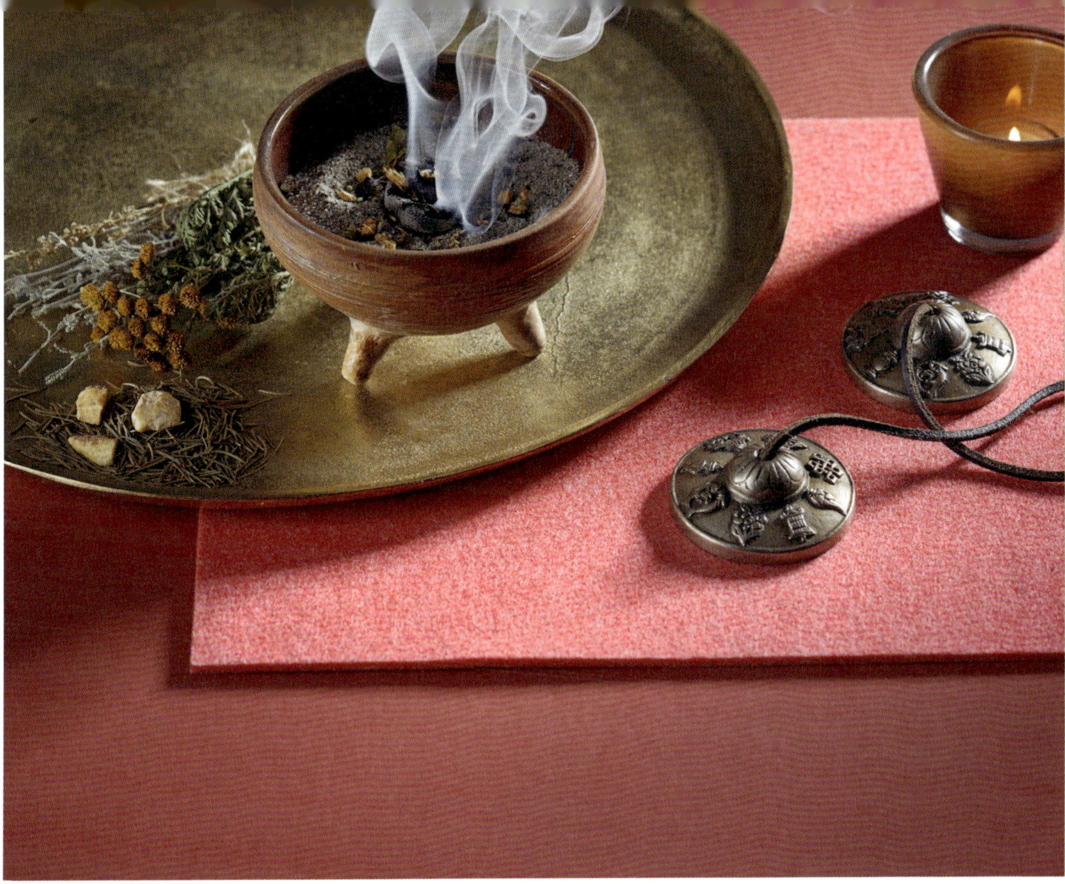

Wichtig ist aber natürlich auch ein warm-kuscheliges Eckchen in Ihrer Wohnung. Sie können sich überlegen, welche Dinge Sie besonders mögen und Ihnen Kraft geben: Das kann ein besonderer Gegenstand sein, mit dem sie etwas Kraftvolles, Nährendes verbinden. Beispielsweise Fotos von Ahnen oder Dinge aus der Natur wie ein Kranz aus Fichten-Zweigen, Tannen-Zapfen, Zweige von Lebensbaum, Eibe oder Stechpalme. Vielleicht bewegt Sie aber auf bestimmte Weise eine Postkarte mit einem besonderen Spruch oder ein Wintergedicht. Ihre festen Begleiter sind natürlich immer die Räucherschale, Räucherwerk und eine Kerze.

Gemeinsam etwas erleben, aktiv sein, gestalten

Lassen Sie sich von beengten Wohnverhältnissen nicht abschrecken. Es reicht vollkommen aus, wenn Sie eine kleine Zone Ihr Eigen nennen. Das kann auch nur ein Tablett sein, auf dem sie alles bevorraten, was Sie brauchen. Das ist dann sozusagen ihr mobiler Altar, den Sie dort hinstellen, wo Sie Ruhe und innere Einkehr finden. Denken Sie immer daran: Die Wirkung der Raunächte-Zeit ist letztlich nur bedingt von Äußerlichkeiten abhängig. Wichtiger sind Ihre Absicht und innere Überzeugung, ins Tun zu kommen.

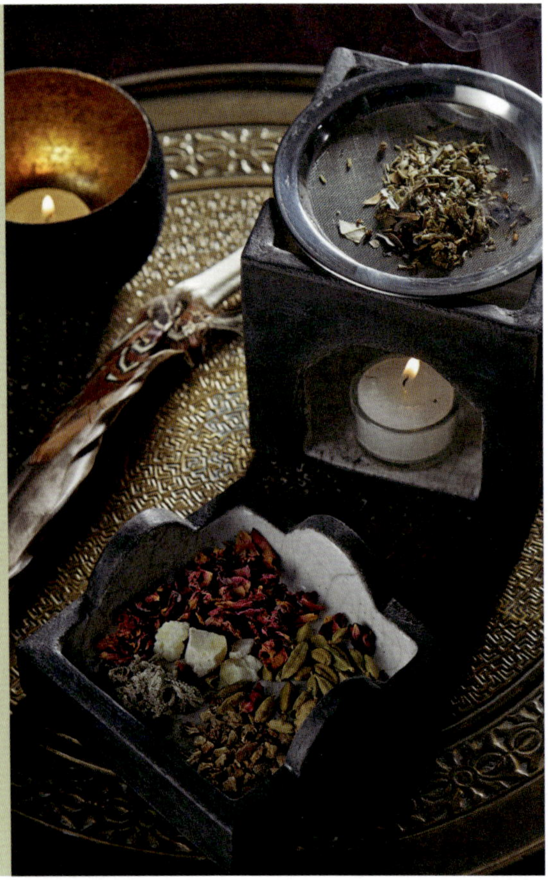

Wenn möglich, nehmen Sie sich täglich etwa eine halbe Stunde Zeit, um sich Ihrer Thematik zu widmen. Ob das morgens in aller Herrgottsfrühe ist oder spät in der Nacht, bleibt Ihrem persönlichen Rhythmus überlassen. Und wenn der Rhythmus an einem Tag einmal gar nicht reinpasst, weil etwas dazwischen kommt, so widmen Sie sich eben am darauffolgenden Tag schlichtweg den Themen von zwei Raunächten.

TAGEBUCH, TRAUMARBEIT, ORAKEL-KARTEN

Sehr anregend ist ein Tagebuch, das Sie durch die zwölf Tage und Nächte hindurch begleitet. Das kann ein schönes, papiergebundenes Heftchen oder ein dickeres Buch sein. Darin können Sie alles festhalten, was Sie während Ihrer Räucherungen bewegt. Achten Sie auch auf Ihre Träume. Oft träumen wir aufgrund der besonderen Zeitqualität und unserer inneren Ausrichtung viel mehr als zu anderen Zeiten. Machen Sie sich also gleich nach dem Aufstehen Notizen zu allem, was von den nächtlichen Traumreisen noch im Gedächtnis hängen geblieben ist.

Ein kleiner, individueller Altar findet Platz in jeder Wohnung.

Sollte sich keine Traumerinnerung einstellen, fragen Sie sich: Was war heute mein erstes Gefühl beim Aufwachen? Mit welchen Gedanken und Empfindungen bin ich gestern ins Bett gegangen? Was hat mich noch kurz vor dem Einschlafen bewegt? War das eine ruhige oder eher unruhige Nacht für mich? Auf diese Weise üben Sie das Erinnern an die Träume langsam wieder ein. Vielleicht wachen Sie manchmal mitten in der Nacht auf und haben dann ganz klar vor Augen, was Sie gerade träumten. Umso besser: dann schnell die Nachttisch-Lampe anmachen und alles so genau wie möglich aufschreiben ...

Die Raunächte sind eben eine tiefe, magische Zeit, und holen viel aus unseren Träumen heraus. Umso mehr waren sie früher auch eine bedeutende Orakelzeit. Diesen Brauch können wir wiederentdecken und spielerisch mit ihm umgehen. Im Handel gibt es eine Vielzahl schöner Orakel-Karten, etwa die bekannten Tarot-, Engel- oder Göttinnen-Karten. Die Auswahl fällt aufgrund der Fülle oftmals gar nicht so leicht.

Doch auch hier kommt es auf die persönliche Intuition an: Lassen Sie sich einfach von den Illustrationen leiten und hören Sie auf Ihre innere Stimme. Vielleicht fühlen Sie sich ganz spontan von einer kreativ gestalteten Kartenserie angesprochen. Gerade der Mut und das Wagnis, sich auf etwas ganz neues einzulassen, können Sie später mit unerwarteten Einsichten belohnen.

Notizen oder ein Tagebuch vertiefen die Erlebnisse der Raunächte.

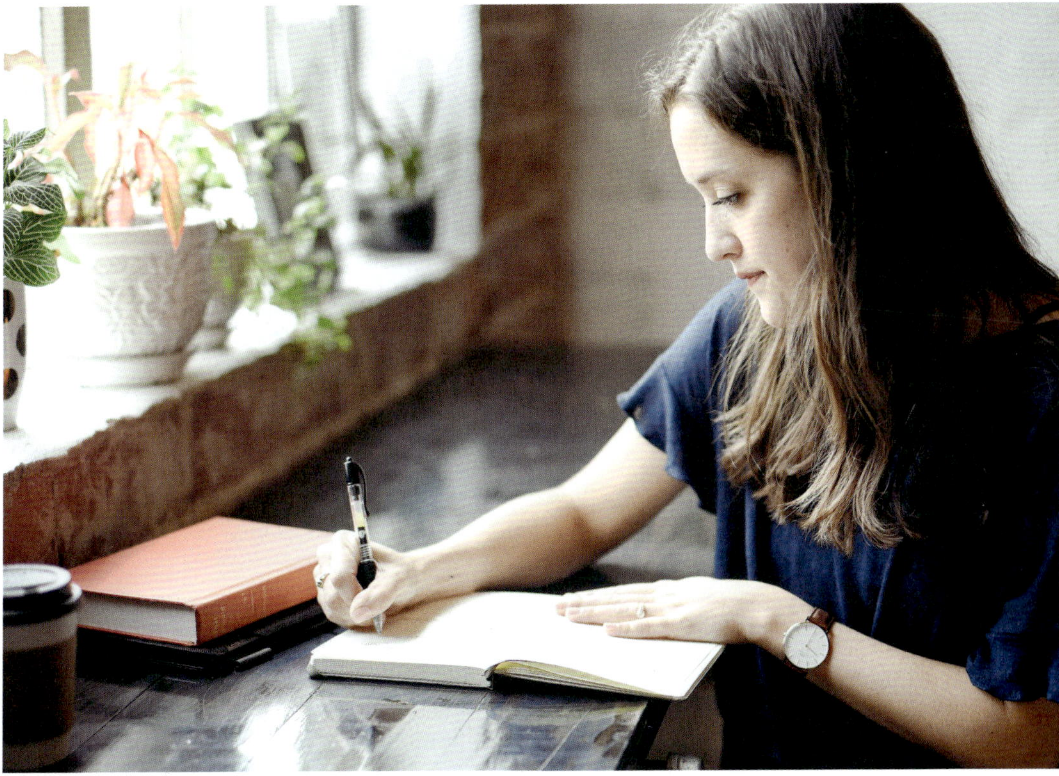

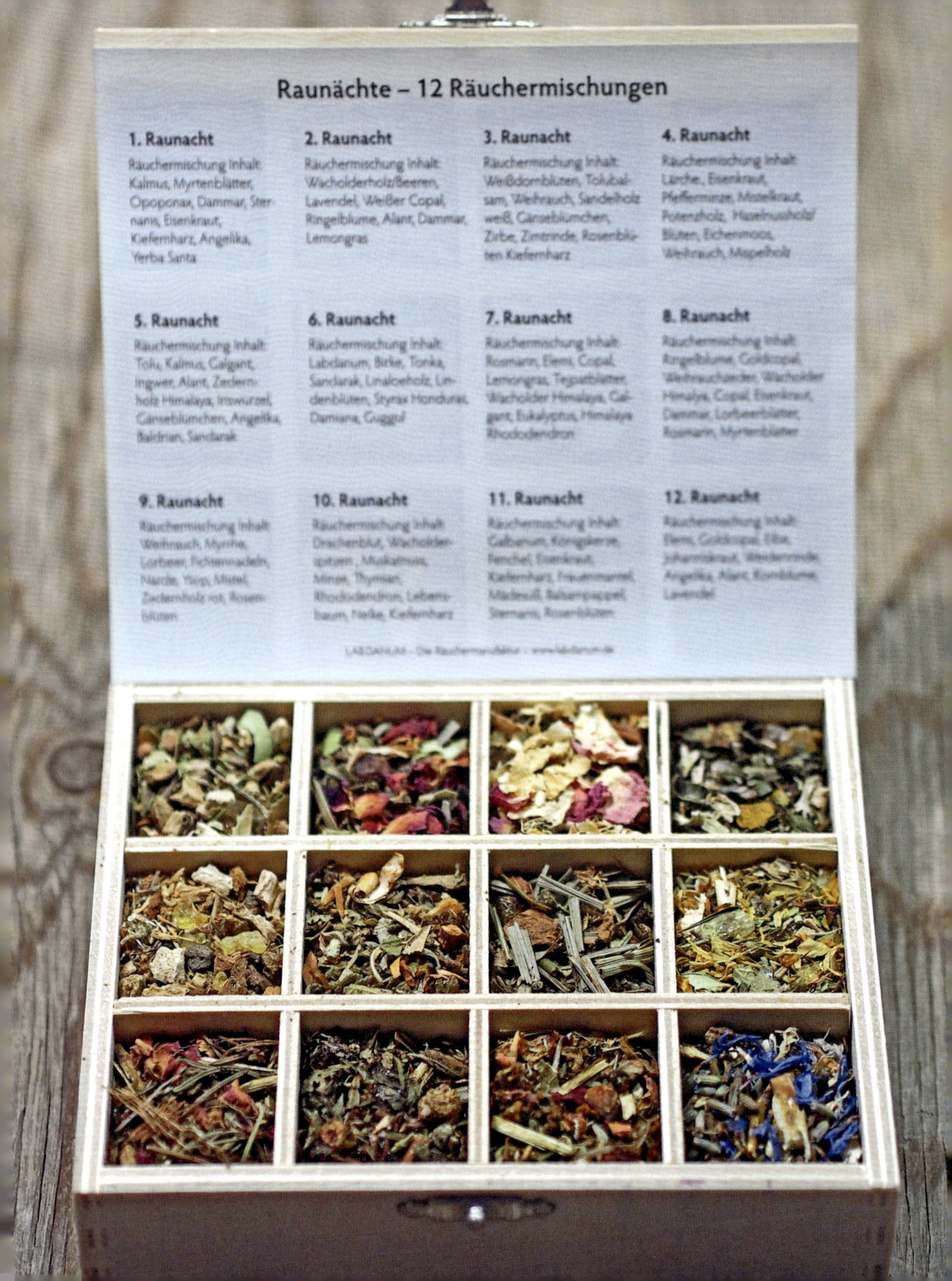
Raunächte – 12 Räuchermischungen
1. Raunacht
Räuchermischung Inhalt:
Kalmus, Myrtenblätter, Opoponax, Dammar, Sternanis, Eisenkraut, Kiefernharz, Angelika, Yerba Santa
2. Raunacht
Räuchermischung Inhalt:
Wacholderholz/Beeren, Lavendel, Weißer Copal, Ringelblume, Alant, Dammar, Lemongras
3. Raunacht
Räuchermischung Inhalt:
Weißdornblüten, Tolubalsam, Weihrauch, Sandelholz weiß, Gänseblümchen, Zirbe, Zimtrinde, Rosenblüten Kiefernharz
4. Raunacht
Räuchermischung Inhalt:
Lärche, Eisenkraut, Pfefferminze, Mistelkraut, Potenzholz, Haselnussholz/Blüten, Eichenmoos, Weihrauch, Mispelholz
5. Raunacht
Räuchermischung Inhalt:
Tolu, Kalmus, Galgant, Ingwer, Alant, Zedernholz Himalaya, Iriswurzel, Gänseblümchen, Angelika, Baldrian, Sandarak
6. Raunacht
Räuchermischung Inhalt:
Labdanum, Birke, Tonka, Sandarak, Linaloeholz, Lindenblüten, Styrax Honduras, Damiana, Guggul
7. Raunacht
Räuchermischung Inhalt:
Rosmarin, Elemi, Copal, Lemongras, Tejpatblätter, Wacholder Himalaya, Galgant, Eukalyptus, Himalaya Rhododendron
8. Raunacht
Räuchermischung Inhalt:
Ringelblume, Goldcopal, Weihrauchzeder, Wacholder Himalya, Copal, Eisenkraut, Dammar, Lorbeerblätter, Rosmarin, Myrtenblätter
9. Raunacht
Räuchermischung Inhalt:
Weihrauch, Myrrhe, Lorbeer, Fichtennadeln, Narde, Ysop, Mistel, Zedernholz rot, Rosenblüten
10. Raunacht
Räuchermischung Inhalt:
Drachenblut, Wacholderspitzen, Muskatnuss, Minze, Thymian, Rhododendron, Lebensbaum, Nelke, Kiefernharz
11. Raunacht
Räuchermischung Inhalt:
Galbanum, Königskerze, Fenchel, Eisenkraut, Kiefernharz, Frauenmantel, Mädesüß, Balsampappel, Sternanis, Rosenblüten
12. Raunacht
Räuchermischung Inhalt:
Elemi, Goldcopal, Eibe, Johanniskraut, Weidenrinde, Angelika, Alant, Kornblume, Lavendel

Schöne Materialien und wunderbare Räucherstoffe

Mit Räucherwerk und -utensilien umzugehen, ist etwas ganz Besonderes. Jede Pflanze entfaltet einen ganz eigenen Duft, jedes Harz verglimmt mit einer persönlichen Note. Auch Räucherkohle, ein Stövchen aus schön glasiertem Ton oder eine blinkende Kupferzange schaffen Atmosphäre und ein Gefühl der Ganzheitlichkeit.

WIE RÄUCHERWERK WIRKT

GANZHEITLICHKEIT UND TRANSFORMATION

Das Räuchern ist eine der ältesten Anwendungen, sich Pflanzen nutzbar zu machen. In archaischen Kulturen hielten die Menschen getrocknetes Pflanzenmaterial über das Feuer, das Ursymbol für Wärme, Schutz und Nahrung. Im Lauf der Jahrtausende entwickelte sich daraus ein eigenständiger Brauch. Im Räucherkult opferten ausgewählte Menschen in Zeremonien und eigenen Ritualen den Göttern. Auch im Orakelkult spielte das Räuchern eine große Rolle.

Darüber hinaus erfüllten Rauch und Duft auch wichtige medizinische und reinigende Zwecke. Das verräucherte Harz des Weihrauch-Baumes desinfizierte Räume, in denen Kranke untergebracht oder verstorben waren. Zur Begrüßung von Gästen, für bestimmte Stimmungen oder zur Beduftung von Körper und Kleidung wurde ebenfalls ganz selbstverständlich aromatisches Räucherwerk eingesetzt. Die Wirkung der jeweiligen Räucherstoffe haben die Menschen sehr intuitiv und ganzheitlich erfasst. Neben dem Riecherlebnis gehörten dazu die haptische Dimension, das aktive Erfühlen des Räucherwerkes: von der Beschaffenheit der Oberfläche, Kontur und Größe des Pflanzenmaterials bis zu Qualitäten wie Feinheit, Festigkeit oder Körnung.

Das Verräuchern von Pflanzenteilen selbst ist ein gut sicht- und erlebbarer Transformationsprozess: Das Pflanzenmaterial geht in einen anderen Zustand über. Dieser mystische Vorgang wurde zu allen Zeiten entsprechend interpretiert: Der Rauch symbolisiert den freigesetzten Geist der Pflanze, im Duft offenbart sich die Pflanzen-Seele.

Getrocknete Pflanzenstoffe mit den Fingern zu fühlen ist ein besonderes Erlebnis.

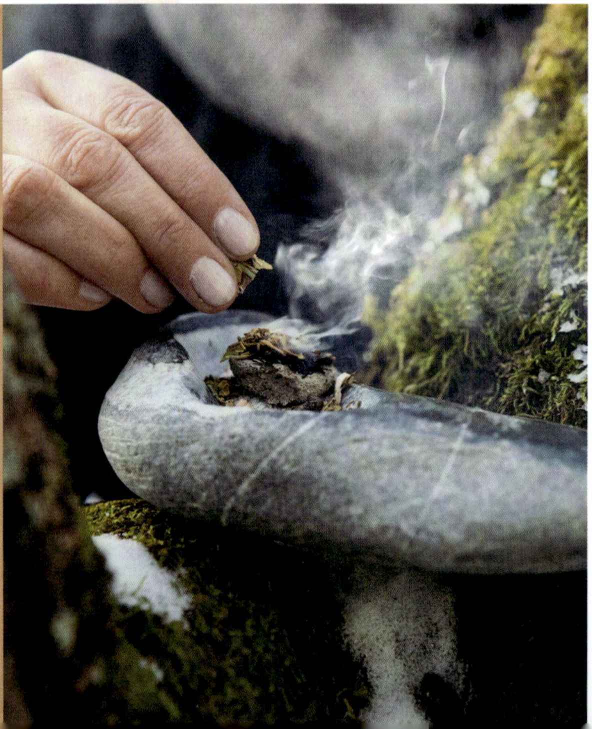

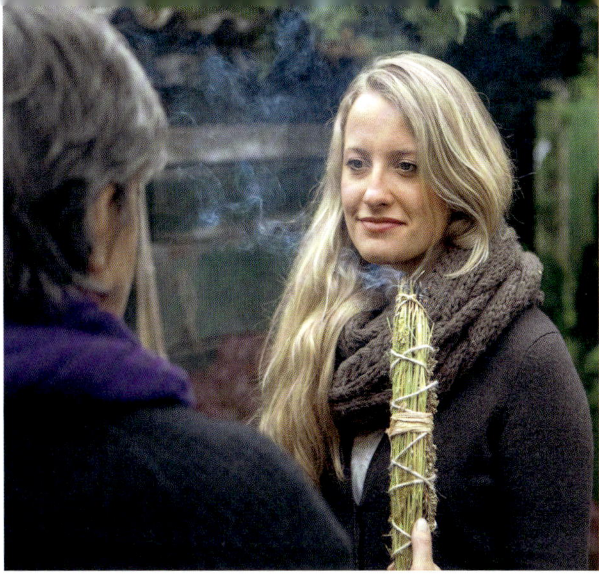

Ein Räucherbündel ist überall einsetzbar und eignet sich gut, um die Aura zu reinigen.

Durch intensive Erfahrungen und persönliche Erlebnisse zeigte sich deutlich, welche Pflanzen beruhigen, entspannen, erden, zentrieren, anregen, vitalisieren, stärken, reinigen oder Heilprozesse unterstützen. In einem Lebenszusammenhang ohne kritisches Zweifeln an der Wirksamkeit oder ständiges Hinterfragen konnten sich die Menschen ganz auf die innere Erlebniswelt konzentrieren, die mit dem Duft entstand. Heute können wir uns der Herausforderung stellen, beides zu vereinen: die Welt mit unserem Verstand zu erfassen und zu begreifen, und gleichzeitig die Dinge mit unserem Herzen anzunehmen und zu erspüren.

DIE WIRKUNG VERSTEHEN

Dank engagierter Riechforscher wie Professor Hanns Hatt von der *Ruhr-Universität Bochum* ist die Bedeutung des Riechsinns für so gut wie alle unsere Lebensbereiche glücklicherweise in den vergangenen Jahren sehr in das Bewusstsein gerückt. Auch wissen wir durch die intensiven Forschungen aus dem Bereich der Aromatherapie ganz genau, aus welchen Haupt-Bestandteilen sich ätherische Öle zusammensetzen. Es sind beispielsweise Aldehyde, Alkohole, Ketone oder Phenole, die auf ganz bestimmte Weise wirken. Solche Wirkstoffe werden beim Räuchern durch die Erwärmung freigesetzt. Sie beeinflussen auf verschiedene Weise unsere körperliche, seelische und geistige Ebene.

Die in den ätherischen Ölen gespeicherten Duft-Informationen wandern über die Sinneszellen der Nase in das limbische System. Dort, im ältesten Gehirnareal, nehmen sie Einfluss auf unsere Gefühle, die Produktion von Hormonen, das vegetative Nervensystem und auch das Immunsystem. Das Großhirn, das unser Denken und den Willen steuert, hat hier nichts zu melden. Deswegen wirken die Düfte – ob wir das nun wollen oder nicht. Umso wichtiger ist es, sich mit reinen Düften direkt von Mutter Natur zu umgeben und wieder zu lernen, bewusst mit dem Sinneserlebnis Riechen umzugehen.

DIE RICHTIGEN UTENSILIEN

GANZ TRADITIONELL: GLÜHENDE KOHLE

So muss es wohl begonnen haben: Irgendwann legte jemand auf noch glühendes Holz vom Lagerfeuer einige getrocknete Kräuter oder Harze auf. Ob bewusst oder eher zufällig, sei dahingestellt. Im Grund hat sich daran bis heute nichts geändert. Wenn Sie glücklicher Besitzer eines offenen Kamins sind, können Sie diese archaische und schlichte Technik auch heute problemlos für sich entdecken. An jedem Lagerfeuer oder Kohlegrill geht das natürlich ebenso. Holen Sie einfach mit einer langen Zange glimmende Holzstücke heraus und legen Sie Ihr Räucherwerk auf.

Eine Zange hilft, der Flamme nicht zu nahe zu kommen.

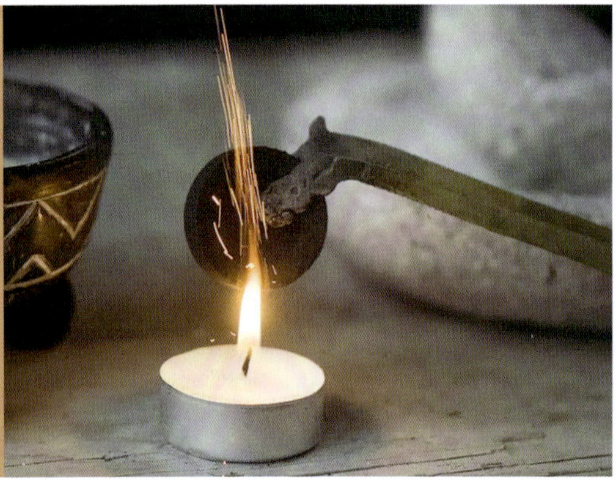

Für die ganz klassische und unkomplizierte Räucherkunst mit spezieller, vorgefertigter Kohle (aus dem Handel) benötigen Sie eine feuerfeste Schale, Sand, die besagte Räucherkohle, eine Zange zum Halten der Kohle und eine Kerze (siehe vordere Buchklappe). Zum Entzünden halten Sie die Kohle mit der Zange in die Kerzenflamme. Sie ist mit etwas Salpeter getränkt, dadurch entzündet sie sich schneller. Dabei entsteht jedoch ein Geruch, den nicht alle mögen. Am besten zünden Sie deshalb die Kohle im Freien oder am offenen Fenster an. Bald läuft dann, manchmal etwas zischend, ein Glutfaden durch die Kohle.

Der Versuch, die Kohle direkt im Sandbett mit Streichholz oder Feuerzeug zu entzünden, scheitert meist, da sie ausreichend Sauerstoff benötigt, um gut durchzuglühen. Halten Sie die Kohle also für einige Zeit sicher mit der Zange und pusten Sie sie aus der Entfernung an. Das beschleunigt das Durchglühen – die rotglühenden Bereiche werden langsam größer. Sie werden es merken, wenn Sie dann die Kohle auf den Sand auflegen können. Nach einigen Minuten ist die Kohle außen komplett aschig-weiß. Dann erst ist sie bereit für das Räucherwerk. Ein zu frühes Auflegen des Pflanzenmaterials erstickt die Kohle.

Um in den vollen Duftgenuss zu kommen, können Sie über die gut durchgeglühte Kohle einen Teelöffel Sand streuen. Das dämpft die Hitze der Kohle ab, verhindert eine zu starke Rauchentwicklung und sorgt für einen länger anhaltenden Duft. Sobald das Räucherwerk beginnt, schwarz zu werden, schieben Sie es von der Kohle, etwa mit einem alten Teelöffel, einem Holzstäbchen oder einem kleinen Kupferlöffelchen aus dem Handel. Je nach gewünschter Rauch- und Duft-Intensität können Sie mehrfach Räucherwerk auflegen.

GANZ BEQUEM: STÖVCHEN

Für eine modernere und sehr bequeme Form des Räucherns benutzen Sie ein spezielles Räucher-Stövchen. Das ist ein einfacher Zylinder aus Ton oder anderen Materialien, auf den ein Edelstahlsieb platziert wird. Ähnlich einer Aroma-Duftlampe fungiert ein Teelicht als Hitzequelle. Auf das Sieb legen Sie das getrocknete Räucherwerk auf. Es entfaltet sofort einen zarten Duft. Je nach Platzierung, mittig direkt über der Kerze oder eher am Rand, können Sie die Duft-Intensität selbst beeinflussen. Das Schöne am Stövchen: Sie können so räuchern, dass kaum Rauch entsteht. Damit können Sie das Stövchen ganz vielfältig und unkompliziert einsetzen: zuhause im Wohnzimmer, im Büro, für therapeutische Zwecke in Behandlungsräumen, im Kinderzimmer, an der Rezeption Ihres Hotels ...

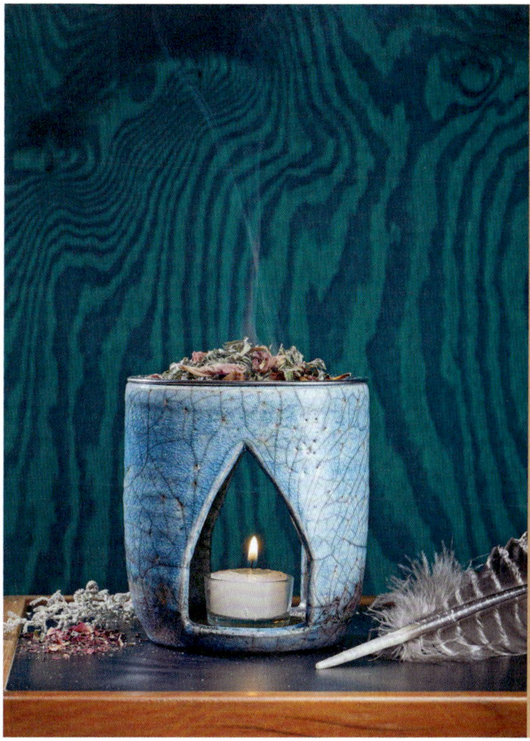

Auf einem Räucher-Stövchen verglimmt das Material fein und unaufdringlich.

Empfehlenswert sind Siebe mit einer Auflagefläche von 10–12 cm^2. Dann haben Sie mehr Spielraum, um das Räucherwerk zu platzieren, je nach Hitzeentwicklung des Teelichts. Um das Verkleben durch geschmolzenes Harz zu verhindern, streuen Sie am besten etwas Sand auf das Sieb. Alternativ können Sie auch etwas Alufolie auf das Sieb auflegen und dann darauf ihr Räucherwerk platzieren.

EIGENES RÄUCHERWERK, KREATIVE MISCHUNGEN

DER EIGENEN NASE VERTRAUEN

Beim Mischen von eigenem Räucherwerk sind Vorgaben über Grammzahlen und Anteile für das Duftaroma nicht ausschlaggebend. Auch hier ist Intuition gefragt – und die ganz persönliche Verbindung zu den Pflanzen. Wenn Sie über eine reiche Pflanzenvielfalt in Ihrem Garten verfügen ist das wunderbar! Lassen Sie sich davon inspirieren. Suchen Sie sich vielleicht noch ein bis zwei Basis-Harze wie Weihrauch und Myrrhe oder Dammar und Opoponax aus. Wenn Sie dann noch einen Blick in Ihren Gewürzschrank werfen und zu Fenchel, Anis, Sternanis, Zimt-Rinde, Vanille, Kardamom, Koriander, Muskat, Tonka-Bohne, Kakao-Schalen, Nelke, Safran oder getrocknetem Ingwer greifen können, sind herrliche Räuchermischungen für jede Gelegenheit vorprogrammiert.

Eine Empfehlung ist allerdings, Harze immer vorsichtig zu dosieren, im Verhältnis von etwa 1/4 Harz zu 3/4 Kraut. Dasselbe gilt für intensiv duftende Gewürze wie Nelke und Kardamom. Falls Sie bei einer Zutat zu viel erwischt haben, dann teilen Sie sie und „strecken" Sie die Hälften mit anderen Zutaten.

Ein Ziehmörser aus Granit: Mörsern ist echtes Handwerk.

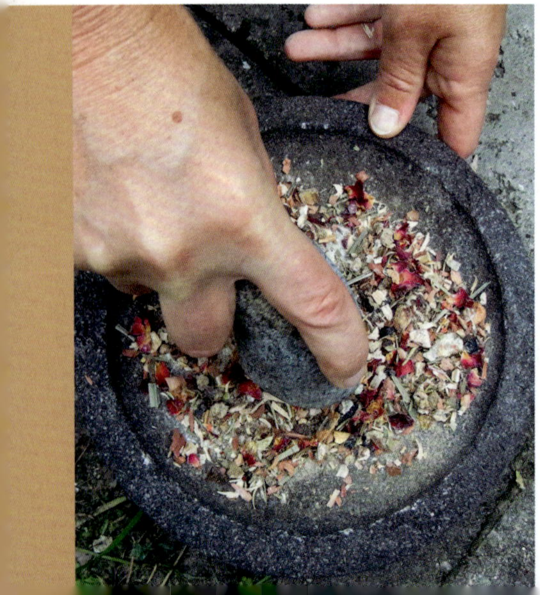

Räuchermischungen herstellen heißt, sich mit den Pflanzen zu verbinden. Diese innere Haltung sowie die Freude am Experimentieren kann ein Feuerwerk aus Aromen inszenieren, das die intensivsten Dufterlebnisse in der Seele auslöst. Sich hier vom Verstand leiten zu lassen und stur nach vorgegebenen Rezepten zu arbeiten, führt in die Langeweile und verhindert spontane Freude und eine neugierige Spannung. Doch die intuitive Herangehensweise eröffnet die Vielfalt und Fülle ungeahnter Duft-Dimensionen. Sie spiegeln die Persönlichkeit desjenigen, der die jeweilige Mischung mit Herz und Seele selbst komponiert.

BEWÄHRTE TIPPS UND TRICKS

- Unter **Echtem Weihrauch** verstehen wir **Olibanum** aus Somalia oder dem Oman. Wichtig ist: Verwenden Sie keinen künstlich gefärbten goldenen, schwarzen oder bunten Weihrauch. Es gibt drei natürliche, sehr hochwertige Sorten: Sie sind weiß, braun und grün. Der grüne Weihrauch gilt als seltene und hochqualitative Ausnahme mit der heilkräftigsten Wirkung. Sein Duft zeichnet sich durch eine außergewöhnliche Frische und Leichtigkeit aus. Bleiben Sie immer wachsam: Auch bei grünem Weihrauch werden im (schlechten) Handel häufig kleine grün „gefärbte" Harzkügelchen angeboten. Die beiden anderen Sorten sind ebenfalls hochwertig, so sie aus der Naturernte stammen, gerade wenn es sich um größere Brocken handelt.

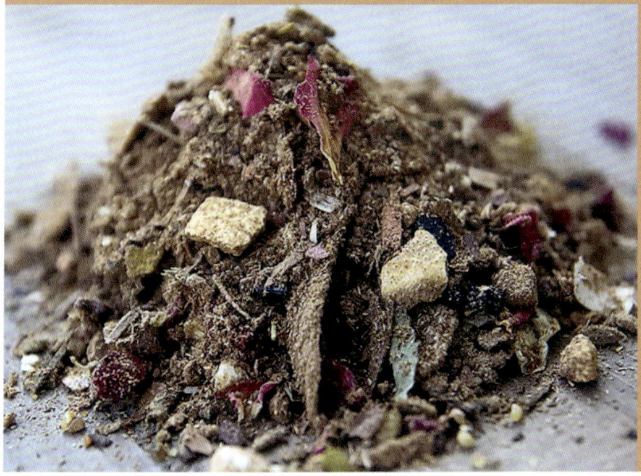

- Wenn Sie Weihrauch nicht mögen, können Sie alternativ **Dammar** oder **Sandarak** verwenden. Die Tiefe des typischen Weihrauch-Duftes erreichen diese Stoffe allerdings nicht.
- Auch die **Myrrhe** kann ersetzt werden, wenn Sie den Duft nicht mögen: Sie können dann mit der „süßen" Myrrhe, auch **Opoponax** genannt, experimentieren.
- Zerkleinern Sie die Harze für Ihre Mischungen immer zu einem groben Pulver in einem handelsüblichen **Mörser**. Gut geeignet sind Mörser aus Granit.
- Verwenden Sie möglichst keine bereits gemahlenen Gewürze. **Ganze Samen** oder Kapseln besitzen einen intensiveren Duft. Sie können das Material ganz einfach im Mörser zerkleinern bzw. „anquetschen".
- Mit Mengenangaben in Rezepten sind meist **Raumteile** gemeint. Legen Sie zunächst selbst fest, was ein solches Teil ist. Das kann ein Tee- oder auch ein Esslöffel sein, je nachdem, wie viel Material Sie herstellen wollen. Für eine halbstündige Räucherung reicht ein Esslöffel Räucherwerk aus. Für eine Hausräucherung benötigen Sie natürlich Vorrat. Da ist es gut, sich eine größere Vorratsdose anzulegen. Eine reinigende Hausräucherung können Sie das ganze Jahr über durchführen, nicht nur im Zeitraum der Raunächte.

Trotz aller persönlicher Erfahrung und individueller Intuition gibt es bewährte Mischungen, die gerade für den Einstieg ins Räuchern eine gute Ausgangsbasis darstellen. Nehmen Sie also die folgenden Mischungen als Vorschläge und Quelle der Inspiration. Sie finden durch sie einen passenden Einstieg in die jeweilige Zeitqualität. Später können Sie mehr und mehr experimentieren und Ihr persönliches Sortiment aufbauen.

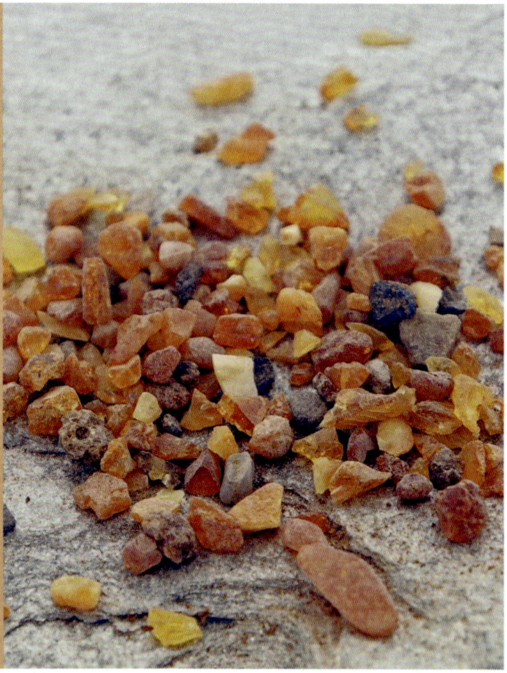

Schöne, kräftig duftende Harzstückchen aus Bernstein

AUSGANGSBASIS ZUM EXPERIMENTIEREN

Räucherwerk für die Herbst-Tag-und-Nacht-Gleiche 1 Teil Pappel-Knospen, 1/4 Teil „Tannen"-Harz (Tanne, kann aber auch Kiefer, Fichte oder sogar Bernstein sein), 1 Teil Mariengras (Süßgras), 1/4 Teil Meisterwurz-Wurzel, 1/4 Teil Blätter der Zitronenmelisse.

Auch „Mitbringsel" von einem Waldspaziergang passen dazu: wohlriechende Samen von (ungiftigen!) Wildpflanzen, harztriefende Zapfen von Nadelbäumen, Vogelbeeren oder Blätter der Brombeere. Wenn Sie passend zum Thema der Zeit den Ausgleich und das Gleichgewicht betonen möchten, bereiten Sie sich eine Mischung, die zu gleichen Teilen Weihrauch und Myrrhe enthält. Damit sind Himmel und Erde, Verstand und Gefühl, männlich und weiblich, oben und unten harmonisch vertreten.

Räucherwerk für Samhain / Allerheiligen Für diese Zeit des Jahres darf Drachenblut nicht fehlen. Es verkörpert die Verbindung zu unseren Ahnen. Der seelisch sehr einnehmende Geruch lässt sich nicht wirklich gut beschreiben. Das Harz des Drachenbaumes entwickelt unter anderem einen leicht metallischen Geruch, den Sie aber gut mit dem Mastix-Harz der Pistazienbäume abmildern können.

Probieren Sie einmal: 1 Teil Holunder-Holz, 1 Teil Holunder-Blüten, 1 Teil Efeu-Holz fein geraspelt, 1/2 Teil Erlen-Zapfen, 1/8 Teil Drachenblut und je nach Geschmack 1/4 Teil Mastix. Sie können auch noch 1/8 Teil Propolis hinzufügen. Es stärkt die heilende Verbindung mit der Natur. Auch Alant passt gut, als Ergänzung 1/2 Teil Blüten und/oder Wurzeln.

Räucherwerk für die Adventszeit Die vier Adventssonntage bieten sich besonders gut für eine Räucherung an. Ein solcher Zyklus verbindet Sie ganz intensiv mit dem Ereignis, das ihn abschließt – also mit dem Weihnachtsfest. Wenn Sie jeweils etwas Räucherwerk übrig haben, räuchern Sie einfach die vier Mischungen gemeinsam als harmonische „Abschlussmischung“ an Heilig Abend.

Zum **1. Advent**: 1 Teil Wacholder-Nadeln, 1 Teil Wacholder-Holz, 1 Teil Fichten- oder Kiefern-Harz pulverisiert, 2 Teile Rosen-Blüten, 1 Prise Kardamom (mitsamt der Schale fein zerreiben). Zum **2. Advent**: 1 Teil Sandarak pulverisiert, 1 Teil Mariengras kleingeschnitten, 1/4 Teil Wacholder-Beeren gequetscht, 1/4-1/2 Teil Sternanis im Mörser zerkleinert, 1/4 Teil Kiefern-, Fichten- oder Bernstein-Harz. Zum **3. Advent**: 1/4 Teil Myrrhe oder Opoponax, 1 Teil Blätter/Blüten des Eisenkrauts, 1 Teil Angelika-Wurzel kleingeschnitten, 1 Teil Tonka-Bohne im Mörser zerkleinert. Zum **4. Advent**: 1 Teil Zimt-Blüten oder Zimt-Rinde im Mörser zerkleinert, 1 Teil Tannen-Nadeln (alternativ: Kiefer, Fichte, Douglasie), 1/2 Teil Mistel-Blätter, 1/2 Teil Echter Weihrauch (alternativ: Dammar oder Sandarak). Zu passenden Basisdüften im Advent gehören auch Kakao-Schalen, Rindenstückchen des Storaxbaumes, getrocknete Schalen von (Bio-) Orangen, Tolu-Balsam (ein Harz) oder Labdanum (Harz der Cistrose).

Von links oben nach links unten: exotische Düfte von Tonka-Bohne, Kardamom, Rinde des Storaxbaumes, Tolu-Balsam

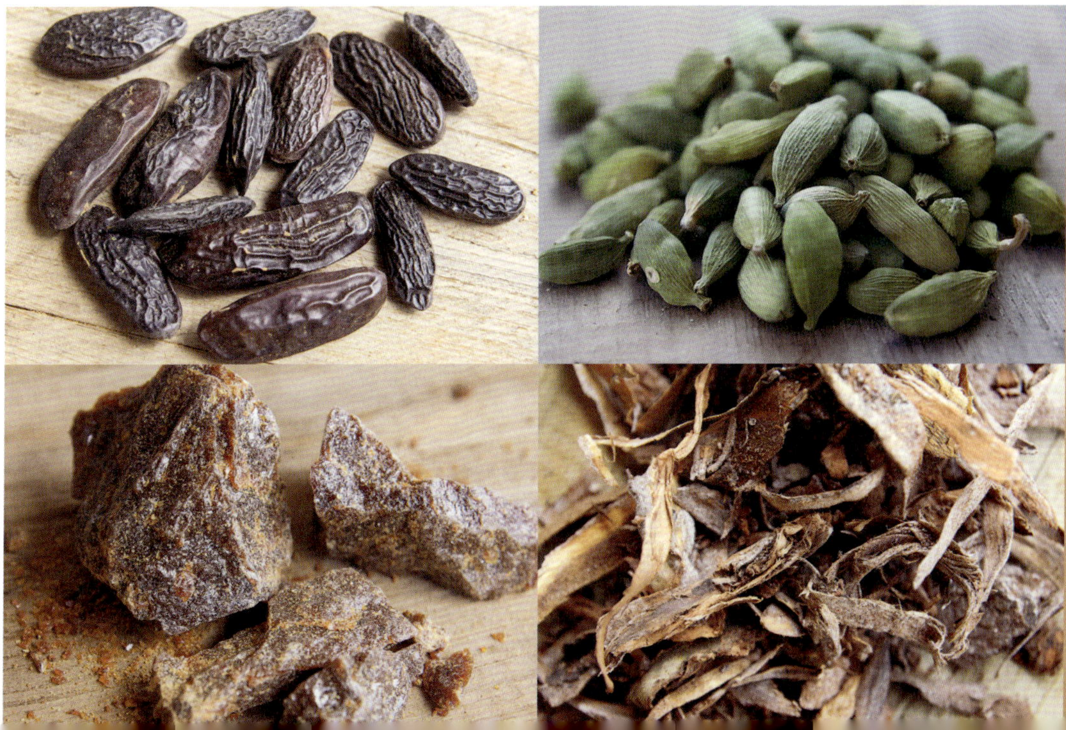

Räucherwerk für die Winter-Sonnwende Eine ganz klassische Mischung besteht aus 1 Teil Beifuß-Kraut, 1/2 Teil Wacholder (Nadeln, Holz), 1 Teil Mariengras (Süßgras), 1/4 Teil Tannen-Harz (alternativ: Kiefer, Fichte, Lärche oder Bernstein). Wenn Sie das Ganze verfeinern möchten, ergänzen Sie mit 1/8 Teil Echtem Weihrauch, 1/2 Teil Mistel-Blätter und 1/2 Teil Johanniskraut-Blüten.

Räucherwerk für die Raunächte Sie haben verschiedene Möglichkeiten, Ihr Räucherwerk für diese Zeit zusammenzustellen. Sie können sich beispielsweise für einen einzelnen, speziellen Räucherstoff pro Raunacht entscheiden, das sind dann also zwölf verschiedene Einzelstoffe. Oder Sie bereiten sich folgende vier Mischungen vor, die Sie an den beschriebenen Tagen einsetzen.

1. Grund-Reinigung: Sie bezieht sich auf ein Thema, dem Sie in den Raunächten immer wieder regelmäßig begegnen. Die folgende Reinigungs-Mischung ist sehr gut für eine Hausräucherung auf der Kohle geeignet. Für einen starken Effekt brauchen Sie immer den Rauch der Kohle: 1,5 Teile Salbei, 1 Teil Echter Weihrauch, 1 Teil Myrrhe, 1,5 Teile Beifuß-Kraut, 1 Teil Wermut-Kraut, 1,5 Teile Rosmarin-Kraut, 1,5 Teile Thymian-Kraut, 1/2 Teil Bernstein. Sie können zu dieser Mischung gerne eine Prise Kampfer oder/und Drachenblut pro Räucherung dazugeben.
2. 24. Dezember und Weihnachtsfeiertage sowie 6. Januar: 1 Teil Echter Weihrauch, 1 Teil Myrrhe, 2 Teile Styraxbaum-Rinde fein geschnitten, 2 Teile Weißes Sandelholz, 1/4 Teil Wacholder (Nadeln oder Holz), 2 Teile Rosen-Blüten, 1 Teil Mistel-Kraut, 1 Teil Mariengras

Irgendwann will es jeder: eigene Mischungen herstellen …

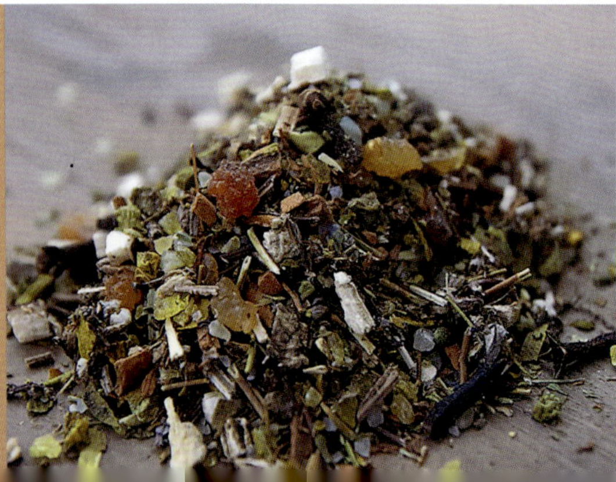
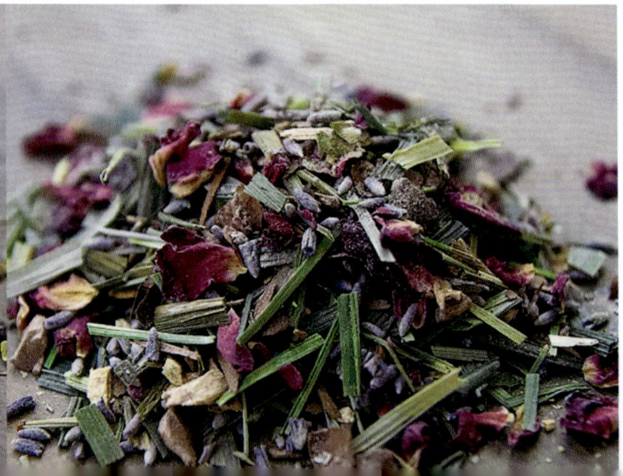

RÄUCHERSTOFFE KOMBINIEREN

- Als ganz besondere Mischung für den 24. Dezember: getrocknete Apfel-Blüten (bereits im Frühjahr an die Ernte denken), Myrrhe, Myrte, Rosen-Blüten. Sie benötigen nicht mehr als insgesamt einen Esslöffel, um in dieser einen Nacht damit zu räuchern.
- Salbei: reinigende, klärende Kraft; löst Altes und Überflüssiges, schafft Platz für Neues
- Beifuß: reinigt, klärt und stärkt die Intuition; stärkt die weiblichen Energien; unterstützt Loslass-Prozesse, hilft bei Trauerarbeit und Abschieden
- Kampfer: neutralisiert dichte, schwere Energien; sehr gut, um die spirituellen „Kanäle" zu öffnen
- Thymian: mobilisiert Überlebenswillen und Durchsetzungskraft; reinigt, stärkt die Energie in Räumen, schützt vor Krankheiten
- Wacholder (Holz und Nadeln): bringt Klarheit und sorgt dafür, präsent und wach zu sein; vertreibt schwere, dichte Energien; besitzt einen stärkenden Einfluss auf die Aura; schützt, zentriert und stabilisiert innerlich
- Meisterwurz (Blüte und Wurzeln): desinfiziert die Luft in Räumen; wirkt nach Krankheiten stärkend, auch beruhigend; symbolisiert Licht
- Angelika (Wurzel): bringt Licht und Helligkeit in den Raum; zeigt eine stärkende Kraft, auch behütend und beschützend
- Echter Weihrauch (Olibanum): klärt, vitalisiert, energetisiert; hat eine sehr starke Transformations- und Reinigungskraft; begleitet heilsam Gebete, Rituale und Segnungen
- Myrrhe: erdet, zentriert; stärkt die weiblichen Aspekte; bringt Ruhe und Frieden
- Zimt (Rinde oder Blüten): wärmt; wirkt lösend bei Ängsten und Anspannung; geeignet, um Räume und Situationen zu segnen

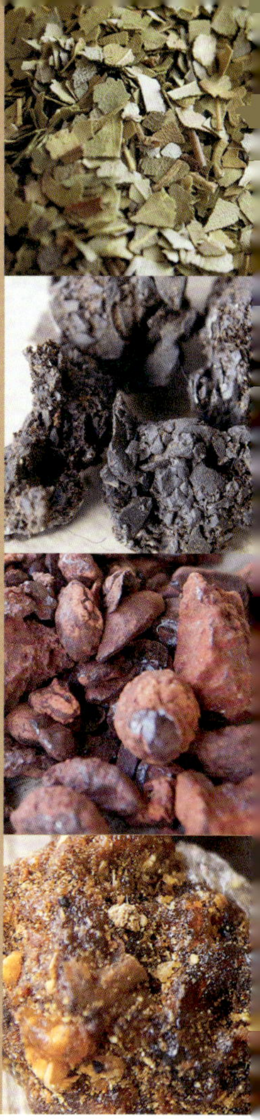

Von oben nach unten: Lorbeer, Labdanum, Drachenblut, Myrrhe

3. Silvester: 1/2 Teil Birken-Blätter, 1/2 Teil Weißer Copal, 1 Teil Kraut der Pfefferminze, 1 Teil Lavendel-Kraut, 1/2 Teil Galgant, 1 Teil Eukalyptus-Blätter, 1 Teil Lorbeer-Blätter, 1/2 Teil Elemi (Harz des Elemibaumes), 1 Teil Palo Santo („Heiliges Holz", Baum-Art aus Südamerika)
4. Alle anderen Raunächte: 1 Teil Angelika-Wurzel, 1/4 Teil Tannen-Harz (Fichte, Kiefer, Lärche), 1/4 Teil Salbei-Blätter, 1/8 Teil Thuja-Blätter, 1/2 Teil Birken-Rinde, 1/8 Teil Kardamom, 1/2 Teil Lorbeer

Räucherwerk für Imbolc/Lichtmess 1/2 Teil Mastix, 1 Teil Birken-Blätter oder -Rinde fein geschnitten, 1 Teil gelbe Blüten wie Alant, Arnika, Ringelblume, Johanniskraut. Auch Wintergrün passt gut dazu. Wenn Sie es edel möchten, geben Sie einige Fäden pulverisierten Safrans dazu.

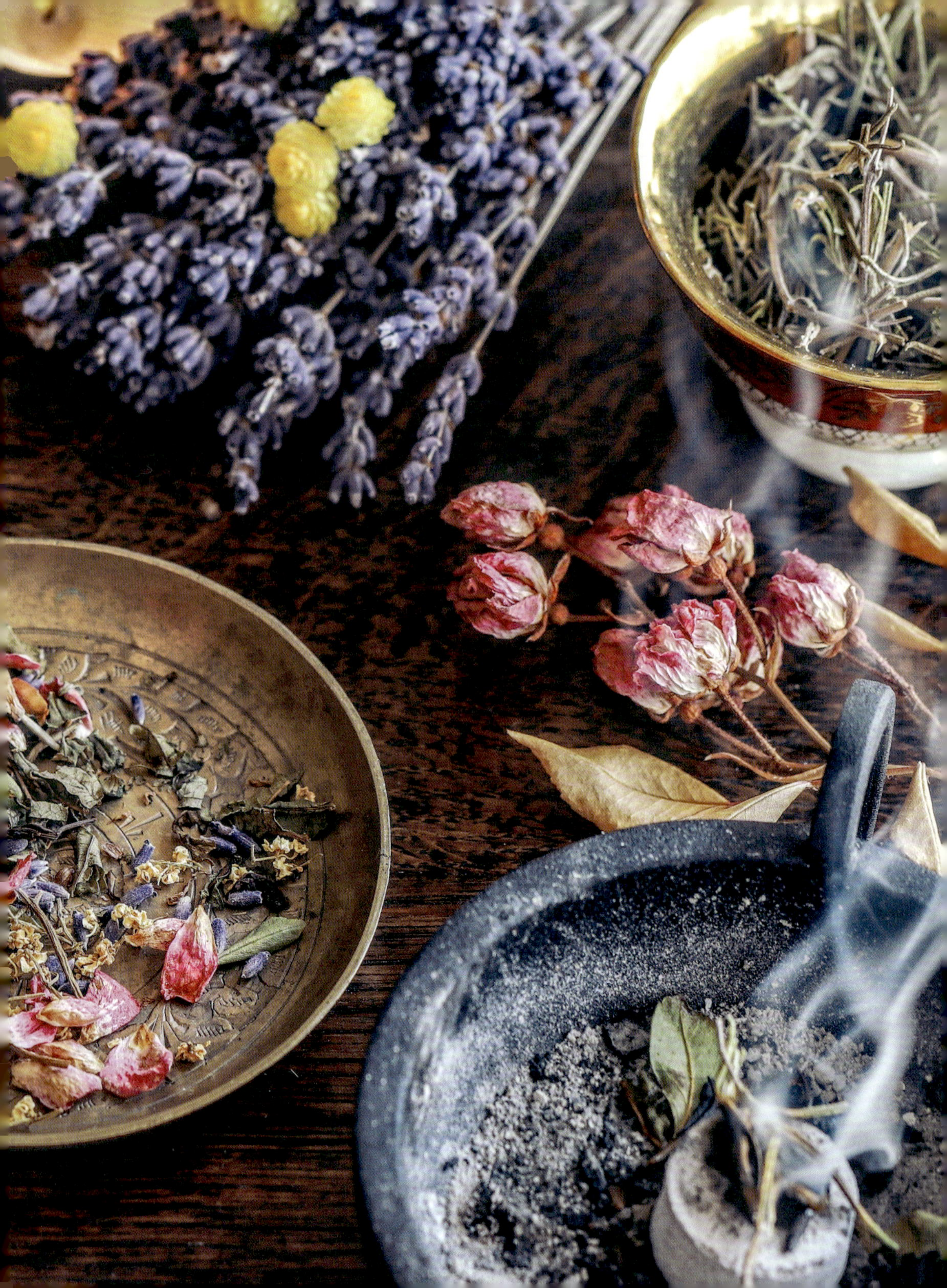

Die Raunächte-Renaissance

Die Raunächte erleben in den letzten Jahren ein regelrechtes Revival und ziehen immer mehr Menschen in ihren Bann. Was aber, wenn die vielen Raunächte-Angebote mehr Verwirrung als Klarheit stiften? Wo und wie finden wir Orientierung, um die Mystik dieser Nächte in unserer Seele still und bewusst wahrnehmen zu können?

TREND-THEMA RAUNÄCHTE

Das Interesse an den Raunächten hat in den letzten Jahren einen regelrechten Boom erfahren. Social Media, Workshops und zahlreiche Publikationen zu dem Thema haben Hochkonjunktur und widmen sich dieser geheimnisvollen Zeit. Kaum jemand, der nicht was zu den Raunächten zu sagen hätte und das ultimative Angebot zu den zwölf heiligen Nächten auf den Markt schleudert. Doch was genau hat es mit diesem Hype auf sich? Sind die Raunächte nur eine modische Erscheinung im spirituellen Kalender oder steckt mehr dahinter?

Gerade in sehr angesagten Zeitgeist-Themen zeigen sich die tiefen Sehnsüchte der Menschen.

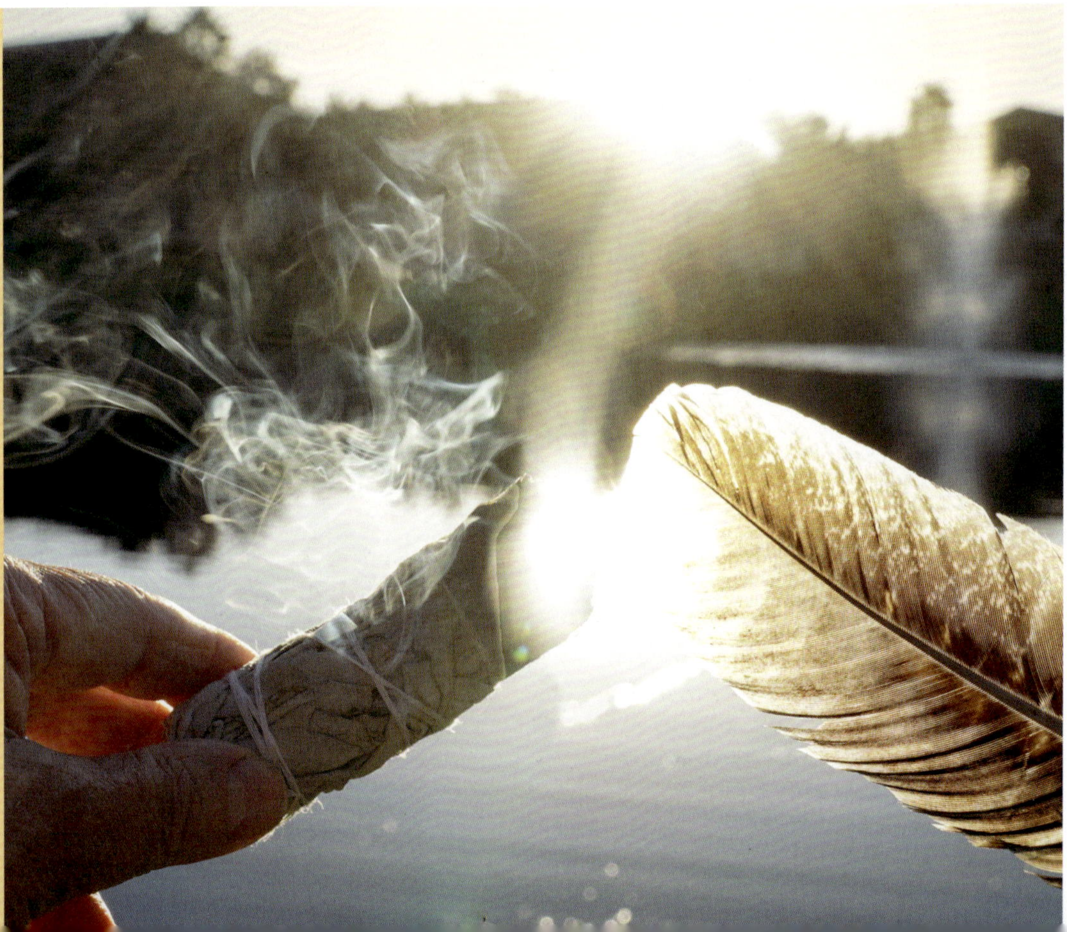

WARUM DAS GESTIEGENE INTERESSE?

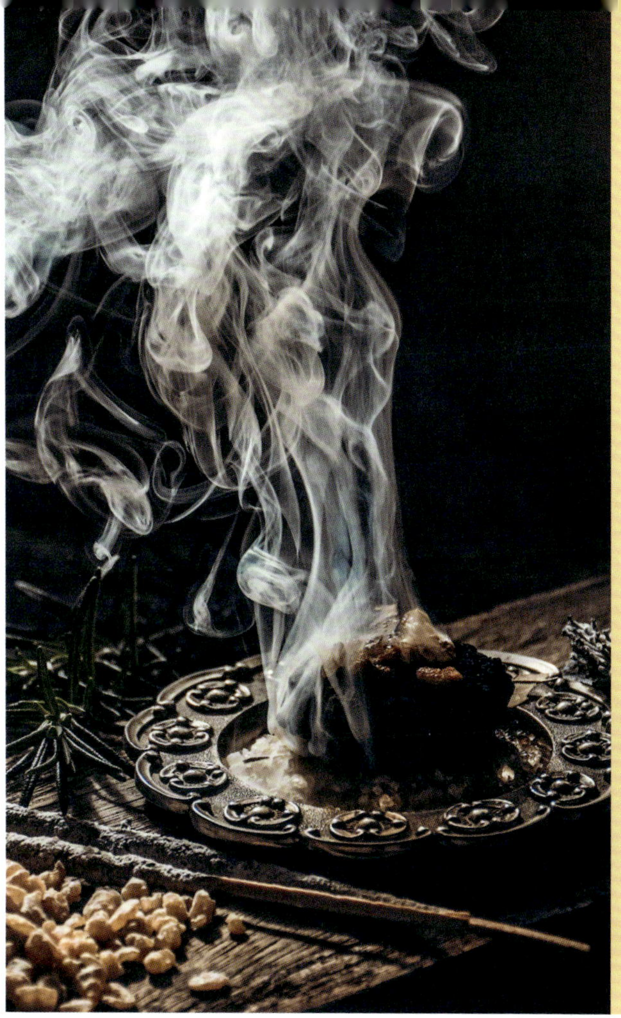

Eine Räucherung katapultiert immer und mit wenigen Handgriffen raus aus der Hektik des Alltags.

Ein Zusammenspiel mehrerer Faktoren scheint zu dieser Faszination beizutragen. Viele Menschen verspüren in der aktuellen Zeit eine Sehnsucht nach Tiefe, Bedeutung und Verbundenheit, nach Struktur, Halt und Stabilität.

Der oft hektische und materialistisch geprägte Alltag lässt wenig Raum für Stille, Einkehr und das Pflegen tieferer menschlicher und seelischer Werte. Deswegen wächst in einer Welt, die von Schnelllebigkeit, Oberflächlichkeit und einem Übermaß an Informationen geprägt ist, das Bedürfnis nach Momenten, die es erlauben, innezuhalten und sich mit den wesentlichen Fragen des Lebens zu beschäftigen: *Wer bin ich? Was ist der Sinn meines Daseins? Wie kann ich eine tiefere Verbindung zu mir selbst, zu anderen Menschen und zur Natur herstellen?* Die Raunächte bieten genau das: Eine Zeit der Reflexion und der Entschleunigung, in der es ganz „offiziell“ gestattet ist, diesen – sonst eher ungewöhnlichen - Fragen Raum zu geben. Die Hoffnung auf Antworten oder zumindest auf Wege zur Weiterforschung zieht immer mehr Menschen in den Sog der Raunächte.

Die Raunächte stehen in starkem Kontrast zu dem, wie wir die heutige Welt und unseren Alltag erleben. Sie sind eine Zeit, die traditionell weniger von äußeren Aktivitäten und mehr von innerer Arbeit geprägt ist. Diese Phase des Jahres lädt dazu ein, sich von den äußeren Anforderungen und dem Konsumzwang zu distanzieren und sich stattdessen auf das zu besinnen, was wirklich zählt und dauerhaft mit Sinn erfüllt. Sie öffnen eine Tür zu einer Welt, die reich ist an Symbolik, Ritualen, Magie und der Möglichkeit zur Selbstreflexion.

SOCIAL MEDIA UND DIE RAUNÄCHTE

Eine Schlüsselrolle in der Popularisierung der Raunächte hat in den vergangenen Jahren mit Sicherheit Social Media gespielt. Plattformen wie Instagram, Facebook und Pinterest sind übersät mit stimmungsvollen Bildern von Räucherwerk, Kerzenschein und winterlicher Natur und zahlreichen raunächtlichen Verheißungen. Diese visuelle Darstellung weckt Sehnsüchte und inspiriert Menschen, selbst Teil dieser inszenierten, mystischen Welt zu werden. Gleichzeitig ermöglichen Diskussionsforen und Gruppen den Austausch über Bräuche, Rituale und persönliche Erfahrungen, wodurch ein Gemeinschaftsgefühl entsteht, das im Alltag häufig vermisst wird.

KURSE UND PUBLIKATIONEN

Workshops und Seminare, ob online oder in Präsenz, zum Thema Raunächte boomen. Die angebotene Fülle ist zweifellos ein Zeichen für das weiter wachsende Verlangen nach dieser besonderen Zeit. Sie bieten nicht nur praktisches Wissen über die Ursprünge, Traditionen und Rituale, sondern schaffen auch Räume, in denen sich Gleichgesinnte treffen und gegenseitig von ihren raunächtlichen Erlebnissen und Erkenntnissen lernen können. Ein wertvoller Aspekt, weil es ein Gefühl der Zugehörigkeit schafft. Und natürlich können diese Publikationen, seien es Blogs, Zeitschriftenartikel oder Influencer-Beiträge, zusätzlich zur Verbreitung des Wissens beitragen und das Gespür für den Wert dieser Zeit vertiefen.

Doch mit diesem Boom kommen auch Herausforderungen und Kritikpunkte, die beachtet werden sollten.

Zum einen wächst natürlich die Chance, Einsichten zu vertiefen, neue Perspektiven zu entdecken und praktische Anleitungen zu erhalten. Das alles kann inspirieren, motivieren und dazu beitragen, dass die Teilnehmenden oder Lesenden ihre eigenen Vorgehensweisen entwickeln oder bestehende anpassen.

Gleichzeitig gibt es von immer mehr Seiten eine berechtigte Kritik an der Kommerzialisierung und dem manchmal oberflächlichen Umgang mit den Raunächten. Einige Punkte, die häufig angeführt werden, umfassen:

Mangel an historischer Genauigkeit Viele der heute populären Bräuche und Interpretationen der Raunächte sind nicht historisch belegt oder stark modernisiert. Es ist wichtig, sich dessen bewusst zu sein und Informationen kritisch zu hinterfragen. Der Wert liegt jedoch eher in der symbolischen Bedeutung und persönlichen Resonanz als in historischer Authentizität.

Wiederholung und Kopie In der Flut an Informationen und Angeboten findet sich häufig eine Wiederholung der gleichen Inhalte, teilweise ohne neue oder eigene Gedanken hinzuzufügen. Manche Menschen sind dann irrtümlicherweise von den Raunächten enttäuscht und nicht von denjenigen, die die Inhalte in Umlauf gebracht haben. Das ist bedauerlich, denn die Qualität des Raunächte-Erlebens sollte nicht vom Input des Gelesenen oder Gehörten abhängig gemacht werden. Vielmehr sollte es dazu führen, die Tiefe und Vielschichtigkeit des Themas immer detaillierter zu erfassen.

Räuchern dient in vielen Workshops als Einheit für Gedankenruhe und Entspannung.

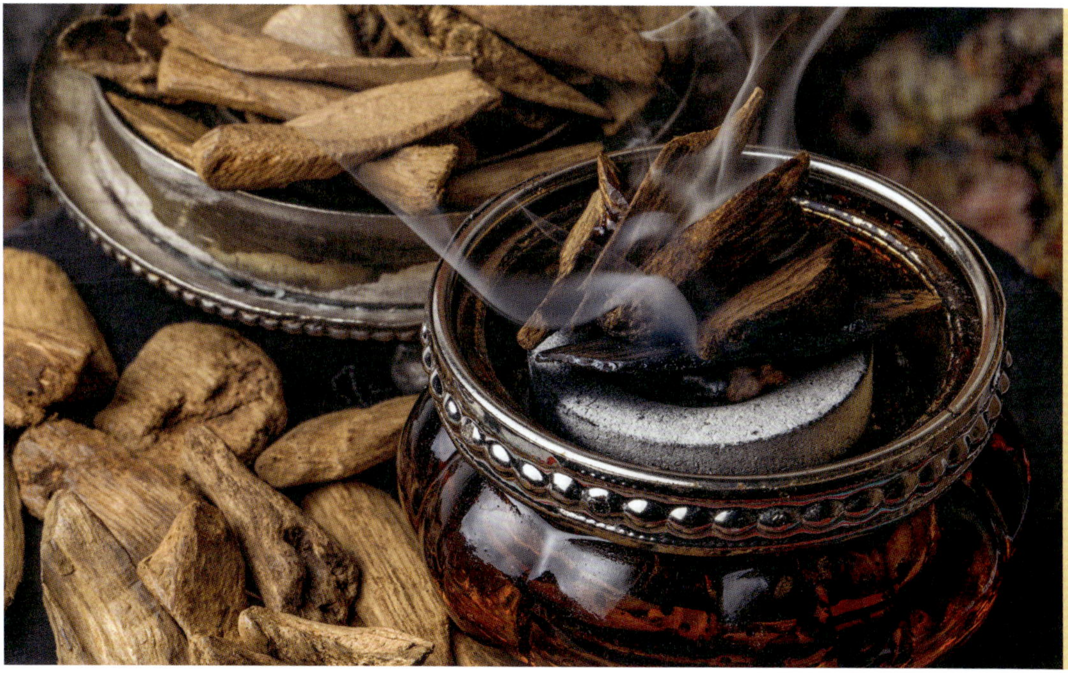

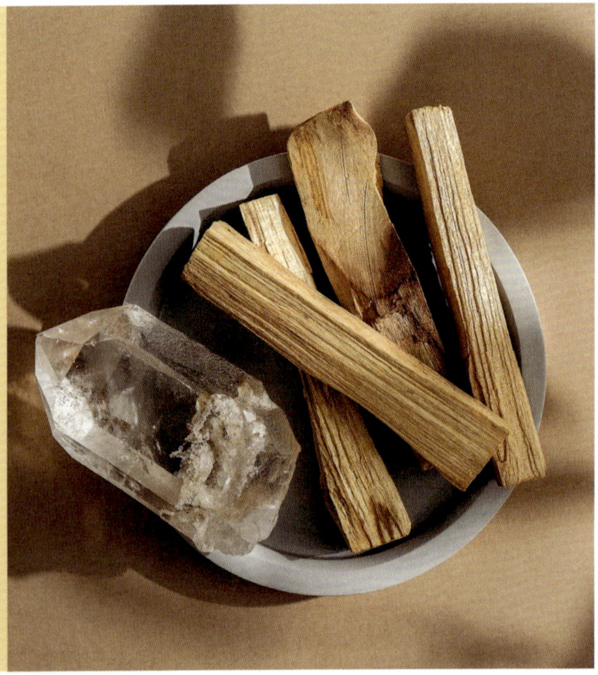

Welcher Duft tut gerade gut? In sich hineinzuhorchen ist der erste Schritt zur Selbstfürsorge.

Kommerzialisierung Der kommerzielle Aspekt, der mit dem Trend rund um die Raunächte einhergeht, kann dazu führen, dass der spirituelle und persönliche Wert dieser Zeit in den Hintergrund rückt. Deswegen ist jeder gefragt und selbst verantwortlich, Angebote sorgfältig auszuwählen und diejenigen zu bevorzugen, die authentisch und aufrichtig erscheinen. Das wichtigste Auswahlkriterium ist hier: „Passt es zu mir persönlich?"

Überforderung und Druck Die Fülle an „Must-do"-Ritualen und Praktiken haben in den letzten Jahren bei immer mehr Menschen dazu geführt, sich gar nicht mehr mit den Raunächten beschäftigen zu wollen. Wie schade und sehr bedauerlich! Der Eindruck, die Raunächte nicht „richtig" zu begehen und nicht genug dafür zu tun, führt leider völlig weg davon, wie sie ursprünglich gemeint waren. Denn die Raunächte warten nicht mit festen Regeln und dogmatischen Vorgehensweisen auf. Vielmehr sollte die persönliche Intuition und das, was individuell als stimmig empfunden wird, der wichtigste Leitfaden sein.

Um mit diesen Herausforderungen umzugehen, ist es unabdingbar, sich über die eigenen Bedürfnisse während der zwölf heiligen Nächte klar zu werden und bei der Auswahl den eigenen Maßstab anzulegen. Angebote, die Tiefe bieten, zur kritischen Reflexion anregen und Raum für eigene Gedanken und Interpretationen lassen, sollten bevorzugt werden.

Wichtig bleibt, eine kritische Perspektive einzunehmen. Der Kommerzialisierung spiritueller Praktiken sollte mit Bewusstsein begegnet werden. Nicht alles, was im Trend liegt, dient der persönlichen oder spirituellen Entwicklung. Es gilt, authentisch zu bleiben und die Elemente zu finden und zu pflegen, die echte Bedeutung und Wert für das eigene Leben haben.

DER WEG DURCH DEN RAUNÄCHTE-DSCHUNGEL

Obwohl also das gestiegene Interesse an den Raunächten auf den ersten Blick wie eine Modeerscheinung wirken mag, steckt doch weit mehr dahinter. Es ist der Ausdruck eines tiefen menschlichen Bedürfnisses nach Verbindung – mit sich selbst, mit der Natur und mit dem, was jenseits des Sichtbaren liegt. Die Raunächte bieten eine Struktur und einen zeitlichen Rahmen, in dem dieses Bedürfnis gelebt und durchleuchtet werden kann.

Die Raunächte sind und bleiben eine Einladung, innezuhalten und zu reflektieren. Sie ermutigen dazu, das alte Jahr bewusst abzuschließen und das neue mit Intention und Klarheit zu beginnen. Inmitten des „Hypes" liegt die wahre Magie der Raunächte in der stillen, persönlichen Erfahrung der Dunkelheit, der Innenschau, der Stille und des Lichts, das langsam zurückkehrt.

Der wachsenden Leidenschaft an den Raunächten und der steigenden Flut an Informationen können wir unsere eigenen Vorstellungen entgegensetzen und damit den individuell passenden Weg finden. Die Aufforderung besteht darin, aus der Vielfalt und den modernen Interpretationen die Elemente auszumachen, die persönliche Resonanz finden.

DIE SUCHE NACH AUTHENTIZITÄT

In der Welt der Raunächte vermischt sich vieles: Alte Traditionen und Rituale mit neuen Auslegungen und Sinndeutungen. Diese Vielfalt kann zum einen bereichernd sein, zum anderen auch verwirrend. Was für die eine Person stimmig erscheint, fühlt sich für die andere vielleicht nicht richtig an. Die Frage nach Wahrhaftigkeit wird oft laut: *Welche Bräuche haben wirklich historische Wurzeln, und welche sind neueren Ursprungs? Welche Vorgehensweisen, welche Abläufe, Methoden, Gestaltungsideen passen zu mir?* Es ist hilfreich, sich zu erinnern, dass Spiritualität und Brauchtum immer lebendig sind und sich mit den Menschen, den Kulturen und dem Zeitgeist entwickeln.

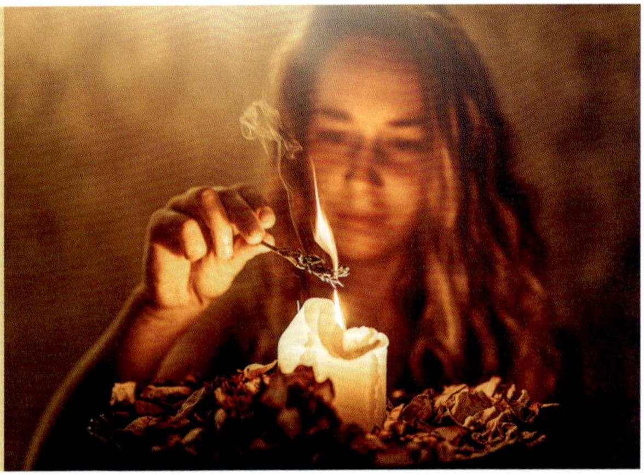

Persönliche Resonanz als Kompass Der Schlüssel liegt darin, das persönliche Mitschwingen zum Maßstab der Wahl zu machen. Nicht jedes Ritual, nicht jede Tradition, nicht jede raunächtliche Fragestellung muss für jeden passen. Es geht darum, zu spüren, was ein Echo auslöst, was persönlich anspricht, berührt und bereichert. Dies erfordert ein gewisses Maß an Selbstkenntnis und die Bereitschaft, in sich hineinzuhorchen. *Welche Rituale lassen Ihr Herz höherschlagen? Welche Gestaltungsideen sprechen Ihre Seele an?*

Das Anzünden einer Kerze zentriert und erdet. Ein guter Einstieg in die spirituelle Praxis.

Informationsflut meistern Angesichts der Informationsflut ist es wichtig, sich nicht zu verlieren. Setzen Sie klare Intentionen für Ihre Suche: *Was möchten Sie über die Raunächte erfahren? Was ist Ihr Ziel dabei?* Indem Sie Ihre Suche fokussieren, können Sie die Informationen besser filtern und sich auf das konzentrieren, was für Sie wirklich relevant ist.

Schritt für Schritt Beginnen Sie mit kleinen Schritten. Sie müssen nicht alle Rituale und alles, was möglich ist, an einem Raunächte-Tag unterbringen und als Komplettpaket übernehmen und „abarbeiten". Wählen Sie ein oder zwei Praktiken, die Sie besonders ansprechen, und integrieren Sie sie in Ihre Raunächte. Beobachten Sie, wie sie auf Sie wirken, und passen Sie sie bei Bedarf an. Spiritualität ist ein persönlicher Weg, der Raum für Experimente und Veränderungen lässt.

Die eigene Praxis entwickeln Letztendlich geht es darum, eine eigene Praxis zu entwickeln – eine, die zu Ihnen, Ihrer aktuellen Situation und Ihrem Lebensweg passt. Die Raunächte bieten eine wunderbare Gelegenheit, die Botschaften der Seele wahrzunehmen. Wie Sie damit umgehen, liegt allein in Ihrer Entscheidungsmacht. Sie können experimentieren, vorgeschlagene Methoden und Ideen anpassen und sogar eigene Rituale kreieren. Das Ziel ist es, einen Weg zu finden, der Sie nährt und unterstützt, Ihren individuellen spirituellen Raunächte-Pfad zu gehen.

DIE BEDEUTUNG DER ZWÖLF HEILIGEN NÄCHTE IN DER ANTHROPOSOPHIE

Die Anthroposophie, ein Begriff, der sich aus den griechischen Worten „anthropos" (Mensch) und „sophia" (Weisheit) zusammensetzt, stellt eine Erweiterung der Geisteswissenschaften dar, mit einem besonderen Fokus auf die Entwicklung des Menschen und seiner spirituellen Fähigkeiten.

Rudolf Steiner, der Begründer der Anthroposophie und ein Visionär seiner Zeit, dessen Erkenntnisse heute mehr denn je Bedeutung haben, sah in den zwölf heiligen Nächten eine Zeit der inneren Einkehr und der Vorbereitung auf das neue Jahr. Jede der zwölf Nächte steht für einen Monat des kommenden Jahres und bietet die Gelegenheit, durch Meditation und Reflexion geistige Samen für die Zukunft zu säen. Damit erkannte Steiner in den Raunächten eine besondere Gelegenheit für geistiges Wachstum und Entwicklung.

Betrachten wir nun genauer, was die zwölf heiligen Nächte aus geisteswissenschaftlicher Sicht bedeuten und wie sie genutzt werden können.

In der Anthroposophie werden die Raunächte als eine Schwelle zwischen den Jahren betrachtet, eine Zeit, in der die geistige Welt der menschlichen Seele näherkommt. Steiner sah in jeder der zwölf Nächte eine Chance zur Reflexion und Vorbereitung auf die zwölf Monate des kommenden Jahres. Diese Nächte sind eine Einladung, tiefer in die spirituelle Dimension des Lebens einzutauchen und bewusst Impulse für das persönliche und geistige Wachstum zu setzen.

Indem die Raunächte als eine intensive Zeit der Stille und der inneren Einkehr durch Meditation, Kontemplation und Gebet gestaltet werden, kann ein Zugang zu den tieferen Ebenen des Bewusstseins gefunden werden. Diese Praktiken helfen, das vergangene Jahr mit all seinen Erfahrungen, Lektionen und Herausforderungen zu integrieren und gleichzeitig Raum für Neues zu schaffen.

Jede Nacht ein Monat Die Idee, dass jede der zwölf Nächte symbolisch für einen Monat des kommenden Jahres steht, bietet eine einzigartige Möglichkeit zur Vorbereitung und Planung. Indem man sich in jeder Nacht auf den jeweiligen Monat konzentriert, kann man geistige Samen säen und

Intentionen setzen, die im Laufe des kommenden Jahres wachsen und sich entfalten sollen. Diese bewusste Verbindung zwischen den Nächten und den Monaten kann dabei helfen, die Ereignisse und Entwicklungen des kommenden Jahres auf einer umfassenderen Ebene zu gestalten und zu beeinflussen.

Rudolf Steiners Ansatz zur Rückschau, speziell die Tagesrückschau von hinten nach vorne und die Übertragung dieses Konzepts auf die Raunächte, bietet eine bedeutungsvolle und einzigartige Methode der Selbstreflexion und geistigen Arbeit. In der Anthroposophie wird großes Gewicht auf die bewusste Durchdringung des eigenen Lebens und der eigenen Handlungen gelegt. Diese Praktiken dienen der Selbsterkenntnis, der Klärung des geistigen Blicks, der Entwicklung des Ich-Bewusstseins und der Stärkung der Willenskraft.

Tagesrückschau von hinten nach vorne Die Tagesrückschau ist eine meditative Praxis, bei der der Tag in umgekehrter Reihenfolge durchgegangen wird. Man beginnt also mit den Ereignissen am Abend und arbeitet sich rückwärts bis zu den Erlebnissen am Morgen vor. Der Zweck dieser Methode ist es, die Ereignisse aus einer anderen Perspektive zu betrachten, was helfen kann, neue Einsichten zu gewinnen und die Erlebnisse des Tages tiefer zu verarbeiten.

Durch das rückwärtige Durchleben des Tages können auch emotionale Reaktionen und die unmittelbare Beteiligung an den Ereignissen neutralisiert werden, was zu einer klareren, objektiveren Sicht auf die eigenen Handlungen und Erlebnisse führt. Dabei geht es nicht um falsch und richtig, sondern darum, wie Taten und Handlungen zur Harmonie im eigenen Leben und im Weltengeschehen beigetragen haben und was wir aus den einzelnen Situationen im Positiven lernen.

Ein zarter Räucherduft am Abend bereitet in den Raunächten auf den Schlaf vor.

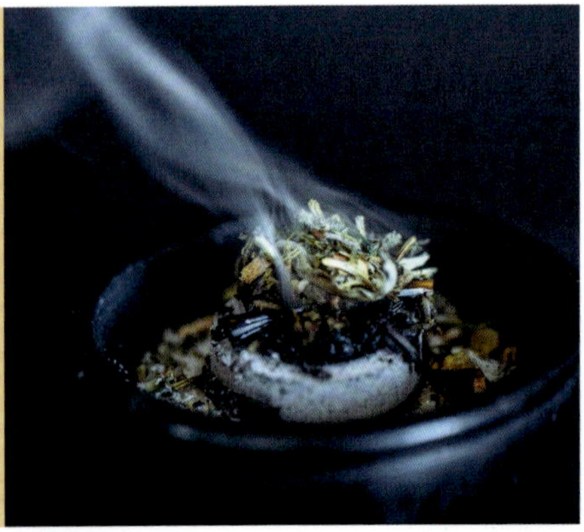

Raunächte Rückschau von Dezember bis Januar Diese Praxis lässt sich auf die Raunächte übertragen, indem man eine Rückschau des vergangenen Jahres von Dezember bis Januar durchführt. Diese Art der Reflexion eröffnet die Möglichkeit, das Jahr aus einer neuen Perspektive zu betrachten und ein gründlicheres Gespür für die eigenen Erfahrungen und Lernprozesse zu entwickeln. Es ist eine Gelegenheit, Muster und Zusammenhänge zu erkennen, die im alltäglichen Erleben vielleicht verborgen geblieben sind. Bei dieser jährlichen Rückschau geht es nicht nur darum, Ereignisse Revue passieren zu lassen und diese nach gut und schlecht zu bewerten und die schlechten möglichst schnell loszuwerden. Vielmehr steht im Fokus der Betrachtung, dass wir bei allen Ereignissen Dankbarkeit für die Wachstumsmöglichkeiten empfinden, die sich aus ihnen ergeben haben. Heilung und Vergebung dürfen überall dort hinfließen, wo wir in der Rückschau hadern und seelischen Narben begegnen. Durch das Befrieden emotionaler Lasten legen wir eine wertvolle Basis, auf der wir das neue Jahr aufbauen.

Praktische Umsetzung Um diese Art der Rückschau praktisch umzusetzen, kann man sich an den zwölf Nächten jeweils Zeit nehmen, um über den entsprechenden Monat des vergangenen Jahres nachzudenken. Man beginnt **in der ersten Raunacht mit dem Dezember** und arbeitet sich dann rückwärts durch das Jahr vor, bis man **in der letzten Nacht beim Januar** angelangt ist. Dabei kann es hilfreich sein, ein Tagebuch zu führen, in dem Gedanken, Gefühle, Erkenntnisse und besondere Ereignisse jedes Monats festgehalten werden. Diese sind die Samen der Pflanze des vergangenen Jahres, aus der die Pflanze des kommenden Jahres erwächst. Je intensiver wir also diese etwas andere Art der Rückschau pflegen, desto gehaltvoller ist der Same, mit dem wir ins neue Jahr starten. Diese Praxis fördert nicht nur die Selbstreflexion und das geistige Wachstum, sondern stärkt auch die Verbindung zur geistigen Welt und unterstützt die individuelle Entwicklung.

Geistige Samen säen Die Gedanken, Gefühle und Erkenntnisse aus der Rückschau stellen den Samen der Pflanze des vergangenen Jahres dar, aus dem wiederum die Pflanze des kommenden Jahres erwächst. Je intensiver wir also diese besondere Art und auf den ersten Blick ungewöhnliche Rückschau pflegen, desto gehaltvoller ist der Same, mit dem wir ins neue Jahr starten.

Halten wir fest: Die Raunächte sind eine Zeit, in der Gedanken und Visionen eine besondere Kraft besitzen. Jetzt gilt es, positive Intentionen für das kommende Jahr zu setzen. Diese geistigen Samen können Vorstellun-

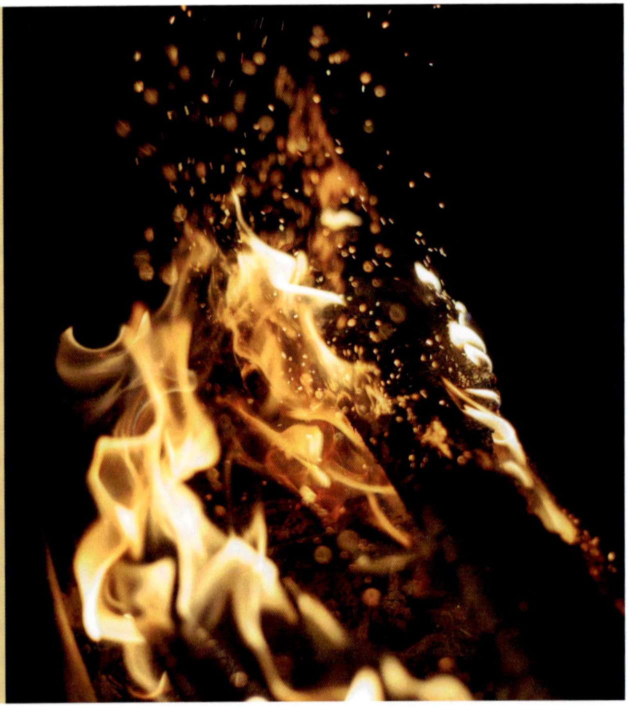

Feuerrituale in den Raunächten stärken den Weg im neuen Jahr. Mit ihnen würdigt man das Feuerwesen.

gen für die persönliche Entwicklung, für Beziehungen oder für berufliche und spirituelle Ziele sein. Durch die Konzentration auf diese Bestrebungen in den Raunächten wird ihre Manifestation im physischen und geistigen Raum des kommenden Jahres unterstützt.

Verbindung mit der geistigen Welt
Die Anthroposophie betont die Offenheit der geistigen Welt besonders während der Raunächte. Es ist eine Zeit, in der die Schleier zwischen den Welten dünner sind und die spirituellen Wesenheiten zugänglicher sein können. Dies bietet eine einzigartige Gelegenheit, Leitfäden und Inspirationen von höheren Ebenen zu erhalten, die bei der persönlichen und spirituellen Entwicklung im kommenden Jahr unterstützen können.

Die Raunächte aus der Sicht der Anthroposophie zu betrachten, bietet eine reiche, tiefgründige und transformative Perspektive auf diese heilige Zeit des Jahres. Es ist eine Einladung, das Bewusstsein zu erweitern und aktiv an der Gestaltung des eigenen Lebensweges mitzuwirken.

RAUNÄCHTE IN DER NATUR ERLEBEN

Es kann nicht oft genug betont und wiederholt werden: Die Raunächte bewusst und so oft wie möglich in der Natur zu erleben, öffnet eine ganz besondere Dimension dieser heiligen Zeit. Wenn die Natur in tiefer Ruhe verharrt, offenbart sie uns eine stille Weisheit, die in der hektischen Alltagswelt oft überhört wird. Jetzt, in zwölf heiligen Nächten, ist die Chance besonders groß, unsere Verbindung zur Erde und zu den natürlichen Zyklen zu vertiefen.

Die Ruhe der Natur als Spiegel In den Raunächten scheint die Natur innezuhalten. Die Bäume stehen unbewegt, die Tiere haben sich zurückgezogen, und die Landschaft ist oft von einer stillen Decke aus Schnee, zumindest jedoch aus Kälte und Reif bedeckt. Diese Ruhe lädt uns ein, selbst zur Ruhe zu kommen. In der Stille dieser Nächte wird es möglich, in der Natur die göttliche Dimension zu sehen, die daran erinnert, dass wir Teil eines größeren Ganzen sind. Die Dunkelheit und Stille wirken wie ein Spiegel, der uns unsere eigene Tiefe und die Möglichkeit zur Reflexion zeigt.

Die Dunkelheit als Lehrmeisterin Die vorherrschende Dunkelheit der Raunächte trägt eine eigene Qualität in sich. Anstatt sie als abweisend oder bedrohlich zu empfinden, können wir sie als Einladung verstehen, uns mit unserem eigenen inneren Licht zu verbinden. Die Dunkelheit lehrt, dass das Licht am strahlendsten in der tiefsten Nacht leuchtet. Sie ermutigt uns, nach innen zu schauen und die Lichter zu entdecken, die in uns selbst brennen.

Spaziergänge in der Natur Bewusste Spaziergänge während der Raunächte, schweigend und in der Konzentration auf das Gehen versunken, erlauben es, die Stille unmittelbar zu erleben und unsere Sinne für die subtilen Zeichen des Lebens um uns herum zu schärfen. Solche Spaziergänge können als meditative Praxis dienen, bei der jeder Schritt und jeder Atemzug uns tiefer in das Jetzt führen und helfen, unserem eigenen Wesenskern immer näher zu kommen. Sie brauchen dafür keine Anleitung. Gehen Sie raus, schweigen Sie und setzen Sie einen Fuß bewusst vor den anderen. Spüren Sie jeden Atemzug bewusst: „Ich atme ein, ich atme aus."

Beobachtungen und Rituale Die Natur in den Raunächten zu beobachten, kann auch zu einem Ritual oder fast zu einem Orakel werden. Achten Sie auf die Veränderungen in der Landschaft, auf das Verhalten der Tiere, den Duft der Luft und die Muster des Wetters. Diese Beobachtungen können als Metaphern für das eigene Leben dienen und tiefe Einsichten in persönliche Prozesse und Zyklen bieten. Indem wir die Natur in ihrer Winterruhe ehren, ehren wir auch die Ruhephasen in unserem eigenen Leben. Schauen Sie, wo Sie diese Ruhephasen als Samen für das kommende Jahr in Ihren Alltag integrieren können.

RAUNÄCHTE MINIMALISTISCH BEGEHEN

Wer der Mainstream-Raunächte überdrüssig geworden ist und dennoch diese besondere Zeit zelebrieren möchte, kann dies trotzdem auf eine persönlich bereichernde Weise tun. Der Schlüssel liegt darin, die eigenen Bedürfnisse und Werte in den Mittelpunkt zu stellen und sich von den Erwartungen und dem Druck, der durch Trends entstehen kann, zu lösen. Hier sind einige Vorschläge, wie die Raunächte bewusst und individuell gestaltet werden können – ohne eine umfangreiche Anleitung zu benötigen:

1. Zurück zu den Wurzeln Besinnen Sie sich auf die ursprünglichen Bedeutungen und Traditionen der Raunächte. Recherchieren Sie alte Bräuche und wählen Sie jene aus, die mit den persönlichen Überzeugungen resonieren. Indem Sie die Geschichte hinter den Raunächten erkunden, können Sie eine tiefere Verbindung zu diesen Nächten aufbauen, die über den modernen Hype hinausgeht.

2. Einfachheit pflegen Manchmal ist weniger mehr. Anstatt sich durch aufwendige Rituale oder die Erwartung, jeden Abend etwas Besonderes tun zu müssen, unter Druck setzen zu lassen, konzentriere Sie sich auf einfache Praktiken. Eine Kerze anzuzünden, in Stille zu sitzen, einfach in die dunkle Nacht zu schauen oder bewusst einen Tee zu genießen, kann bereits ausreichend sein und ist wunderbar, um diese Zeit und sich selbst zu ehren. Sie dürfen sich frei machen von Methoden, die zu aufwendig erscheinen. Wenn sie Ihnen nicht taugen, zwingen Sie sich zu nichts. Gehen Sie dem nach, was aus Ihrem Inneren spricht.

3. Persönliche Rituale kreieren Statt sich auf die allgegenwärtigen „Must-do"-Rituale zu konzentrieren, könnten Sie sich fragen: Was bedeutet mir persönlich etwas? Das könnte so einfach sein wie das Schreiben eines Briefes an Sie selbst, in dem Sie Ihre Hoffnungen und Vorstellungen für das kommende Jahr festhalten. Es kann ein tägliches Dankbarkeitsjournaling sein, das nicht mehr als einen Begriff oder Satz umfasst und das Wesentliche benennt, oder das Anzünden einer Kerze jede Nacht, deren Licht Sie beim Sinnieren und Meditieren begleitet.

Indem Sie ganz eigene Rituale entwickeln, kreieren Sie Ihre eigene Magie und stärken Ihre Willenskraft.

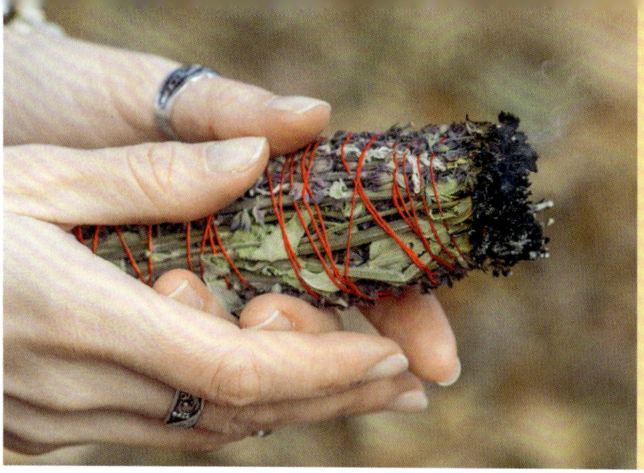

Das Ausräuchern der Wohnräume in den zwölf heiligen Nächten macht diese Zeit ganz besonders.

4. Digitales Detox Nutzen Sie die Raunächte als eine Zeit für ein digitales Detox. Indem Sie bewusst Abstand von sozialen Medien und elektronischen Geräten nehmen, können Sie den Raum für innere Stille und Reflexion erweitern und sich von dem Druck, der durch den ständigen Vergleich und die Informationsflut entsteht, befreien. Vor allem: Sie gewinnen Zeit!

5. Gemeinschaft anders erleben Statt Workshops zu besuchen, könnten Sie selbst kleine, intime Zusammenkünfte mit nahestehenden Menschen organisieren, um gemeinsam zu kochen, Erfahrungen auszutauschen oder zusammen zu meditieren. Diese Treffen können eine Gelegenheit sein, tiefere Verbindungen aufzubauen und gemeinsam zu reflektieren. Vielleicht schaffen Sie damit sogar die Basis für einen Kreis von wenigen, nahen Menschen, die dieses Beisammensein im neuen Jahr fortführen wollen in der Absicht, sich spirituell weiterzuentwickeln.

6. Bildende Kunst nutzen Kreativer Ausdruck, sei es durch Malen, Musik, Tanz oder Schreiben, bietet eine wunderbare Möglichkeit, die Emotionen und Erkenntnisse, die in den Raunächten aufkommen, zu verarbeiten und auszudrücken. Diese Praxis kann helfen, innere Prozesse sichtbar zu machen, und ist eine persönliche Feier der eigenen Kreativität. Vielleicht möchten Sie nichts anderes machen in den Raunächten, als sich und Ihren Körper einer bestimmten Musik hinzugeben bei Kerzenschein und schönem Räucherduft.

7. Auf Bildungsreise gehen Die Raunächte können auch eine Zeit sein, um neues Wissen zu erlangen. Vielleicht gibt es Bücher oder Themen, die schon lange interessieren, für die aber nie die Zeit war. Sich in den Raunächten bewusst Zeit dafür zu nehmen, kann eine bereichernde Erfahrung sein. Dann sind die Raunächte einfach geprägt von neuen Einsichten, die Sie ins kommende Jahr hinübernehmen und die Sie in den nächsten Monaten begleiten werden.

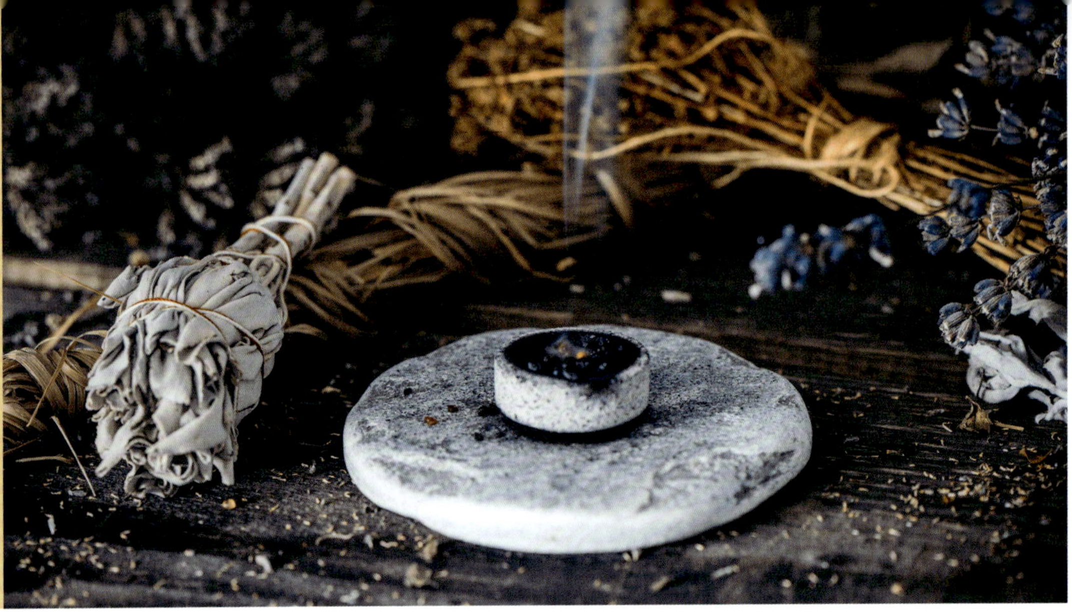

Die regelmäßigen Räucherrituale werden schnell ein Teil der Routine.

UND JETZT?! – WIE ES WEITERGEHEN KANN

Während Sie dies lesen, mögen Sie vielleicht denken: *Das sind ja schon wieder so viele Möglichkeiten – fast zu viele für mich.*

Also ... Sie haben ja dieses Buch gewählt, um sich im Raunächte-Dschungel zu orientieren. Deswegen bekommen Sie hier einen Leitfaden, um die zwölf heiligen Nächte ganz nach Ihrem Geschmack zu erleben und zu gestalten. Weil die Raunächte so reich an Möglichkeiten sind, gilt es, die Kunst des Wählens und Beschränkens zu meistern, um das ganz persönliche Raunächte-Glück zu finden. Diese besondere Zeit ist wie ein Spiegel des Lebens selbst. Wo wir unsere Aufmerksamkeit, Energie und Zeit investieren, da formt sich unsere Erfahrung.

Es geht also darum, bewusste Entscheidungen zu treffen, die zur aktuellen Lebenssituation passen und Sie bereichern. Die folgenden – wenigen – Ideen mögen Sie inspirieren. Lassen sie sich von Ihrer ganz persönlichen Raunächte-Schwingung durch diese besondere Zeit tragen!

Sich auf das Wesentliche konzentrieren Ein Schlüssel zum Navigieren durch den Raunächte-Dschungel ist und bleibt die Fähigkeit, sich auf das Wesentliche zu konzentrieren. Dies bedeutet, innezuhalten und sich mit Beginn des Advents zu fragen: *Was ist mir wirklich wichtig? Wie müssten die Raunächte für mich sein, was müssten sie beinhalten, damit sie für mich ideal werden und meine tiefsten Sehnsüchte erfüllen?* Indem Sie sich auf wenige, aber bedeutungsvolle Aktivitäten beschränken, können Sie sich Raunächte in ihrer Qualität am besten erfahren.

Auf die Stimme des Herzens hören Das Hören auf die innere Stimme oder die Intuition ist entscheidend bei der Auswahl dessen, was das Beste für einen ist. Oft wissen wir tief in uns, was uns nährt und was wir brauchen, um zu wachsen und zu heilen. Das Vertrauen in die innere Stimme leitet uns – sofern wir auf sie hören –, Entscheidungen zu treffen, die unsere persönliche spirituelle Reise in den Raunächten und darüber hinaus bereichern. In einer Zeit, die oft von Familientreffen und Einladungen geprägt ist, erfordert dies manchmal Mut und Klarheit. Aussagen wie: „Ich fühle mich wohler, wenn ich zu Hause bleibe und die Einladung ausschlage", können eine enorme Erleichterung sein und mehr Harmonie schaffen als verpflichtende Familienessen.

Erlaubnis, zu experimentieren Sich die Erlaubnis zu geben, zu experimentieren, Anpassungen vorzunehmen und damit einen spielerischen Umgang mit den Raunächten zu finden, kann uns ebenfalls sehr entgegenkommen. Nicht jede Praxis oder jedes Ritual wird sich beim ersten Versuch „richtig" anfühlen. Die Raunächte bieten viele Anlässe, mit Offenheit und Neugier verschiedene Ansätze zu erkunden, ohne sich zu sehr an das Ergebnis zu binden. Das wahre Geschenk offenbart sich uns im Prozess des Entdeckens.

Die Kraft der Einfachheit Letztendlich kann im Mut zur Einfachheit der größte „Gewinn" der Raunächte liegen. In einer Zeit, die zur Übertreibung neigt, kann die Entscheidung für einfache, aber sinnvoll genutzte Zeitinseln eine Quelle tiefer Zufriedenheit und Erkenntnis sein. Manchmal ist es – wie schon erwähnt – das stille Sitzen bei Kerzenlicht, das Lauschen auf den eigenen Atem, der Blick in den wolkenverhangenen Himmel, das Sinnieren über einen einzigen spirituellen Begriff, was die tiefsten Einblicke und größten Veränderungen bewirkt.

Die Raunächte schenken uns eine kostbare Zeit zum Innehalten, Reflektieren und Neuausrichten. Wenn wir lernen, bewusst auszuwählen und uns auf das zu konzentrieren, was uns persönlich am meisten bereichert, machen wir die Raunächte tatsächlich zu einer heiligen Zeit.

Mit diesen Gedanken haben Sie alles in der Hand, was Sie brauchen, um die Raunächte zu Wohlfühlnächten zu machen.

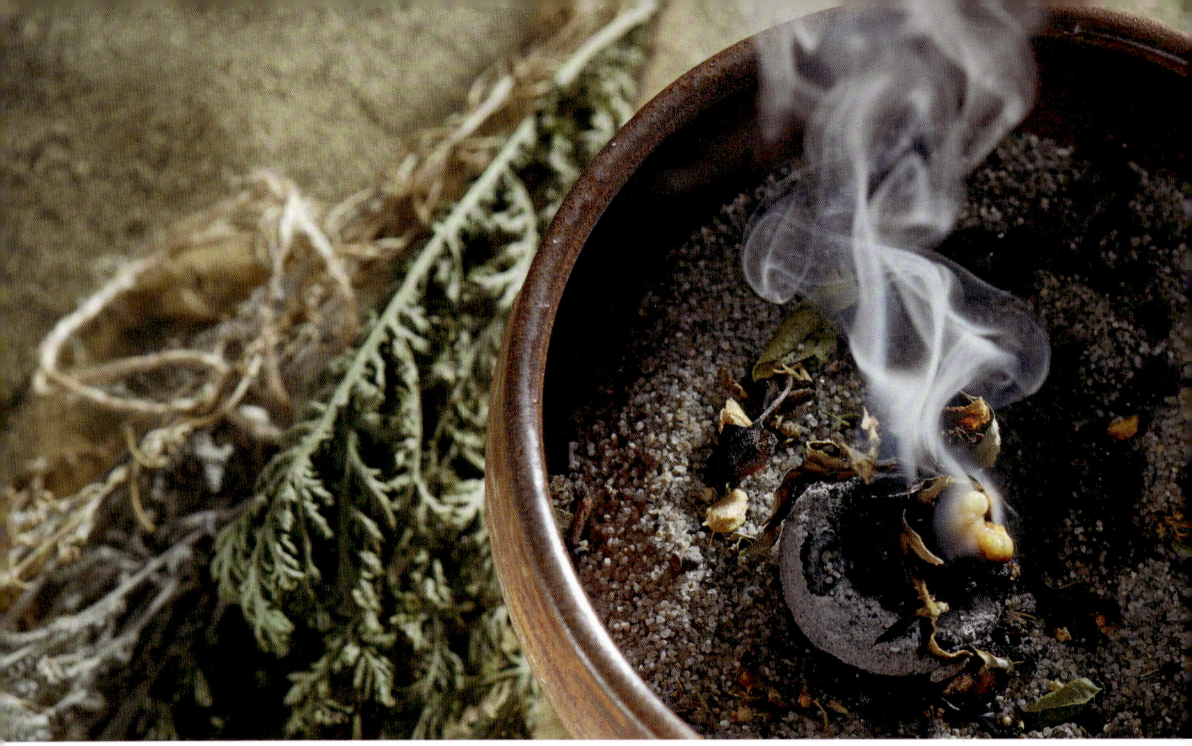

ZUM WEITERLESEN

Francia, Luisa: *Die Göttin im Federkleid.* Nymphenburger-Verlag 2010. Die Autorin lässt das weibliche Universum bei Kelten und Germanen wieder auferstehen und entwirft ein neues Bild der keltisch-germanischen Gesellschaft und deren früher matriarchaler Ausrichtung.

Früh, Sigrid: *Raunächte – Märchen, Brauchtum, Aberglaube.* Stendel-Verlag 1999. Eine Sammlung von spannenden Sagen und Märchen rund um die Raunächte.

Fuchs, Christine: *Mein Räucherkistchen.* Nymphenburger-Verlag, 2020. Mit den neun naturreinen Räucherstoffen kommt man entspannt und positiv gestimmt durch den Tag. Im Buch wird erklärt, wie das Räuchern funktioniert und welche Möglichkeiten es dabei gibt.

Fuchs, Christine: *Räuchern mit heimischen Pflanzen.* Kosmos-Verlag 2011. Das 1x1 der Räucherkunde: Tradition, Räuchermethoden, Qualitätskriterien für Kräuter und Harze und deren Wirkungsweise, Anwendungshinweise für den Alltag, Räucherpflanzen im Porträt und Rezepte für eigene Mischungen.

Fuchs, Christine & Caroline Maxelon: *Räucherstoffe aus aller Welt.* Nymphenburger-Verlag, 2019. Kompetentes Wissen zu mehr als 200 Räucherstoffen. Jedes Porträt enthält ausführliche Beschreibungen in Text und Bild sowie Hinweise zu Qualität, Anwendung und Wirkung. Tipps zu empfehlenswerten Kombinationen helfen, eigene Mischungen herzustellen.

Christine Fuchs & Ralph Wilms: *Räuchern für tiefe Meditationen.* Nymphenburger-Verlag 2020. Sechs Meditationstechniken, um Tiefenentspannung oder einfach Stille zu finden sowie Stress und Ängste aufzulösen und Informationen zu unterstützenden Räucherstoffen und Ritualen.

Grün, Anselm & Türschner, Susanne: *Die Heilkraft der Natur.* Vier-Türme-Verlag 2010. Beschrieben werden die wichtigsten Kirchen- und Jahreskreisfeste und ihre Verbindung mit der Natur.

Storl, Wolf-Dieter: *Die Seele der Pflanzen. Botschaften und Heilkräfte aus dem Reich der Kräuter.* Kosmos-Verlag 2013. Beschreibung von 55 Pflanzen, auch weniger bekannten, und ihren Botschaften auf einer sehr persönlichen Ebene. Schöne Verbindung zwischen Bodenhaftung und Spiritualität. Schön zu lesen, informativ, lehrreich und unterhaltsam.

Storl, Wolf-Dieter: *Ich bin ein Teil des Waldes. Der „Schamane aus dem Allgäu" erzählt sein Leben.* Kosmos-Verlag 2015. Spannende Autobiographie des bekannten Kräutermannes und Erzählers. Hier erfährt man, wie die persönliche Verbindung zu bestimmten Pflanzen das ganze Leben verändern kann.

Storl, Wolf-Dieter: *Mit Pflanzen verbunden. Meine Erlebnisse mit Heilkräutern und Zauberpflanzen.* Kosmos-Verlag 2005. Anekdoten und Erzählungen zu vielen unserer Heilkräuter. Wie von „Storl" gewohnt: unterhaltsam, mitreißend, persönlich und authentisch.

Stumpf, Ursula: *Pflanzengöttinnen und ihre Heilkräuter. Naturkraft schöpfen, Heilwissen nutzen.* Kosmos-Verlag 2010. Darstellung von 46 heimischen Pflanzen im Zusammenhang mit jahrhundertealtem weiblichen Wissen um die Heilkraft der Natur. Pflichtlektüre für naturverbundene, spirituelle Frauen.

Taylor, Ken: *Kosmische Kultstätten der Welt – von Stonehenge bis zu den Maya-Tempeln.* Kosmos-Verlag 2012. Prachtvoller Bildband über einzigartige Bauten unserer Vorfahren, die das himmelskundliche Wissen der Alten auf beeindruckende Weise deutlich machen. Eintauchen in 50 bedeutende Kultstätten auf der ganzen Welt.

EMPFEHLUNGEN FÜR DAS SICHERE BESTIMMEN

Aichele/Spohn/Golte-Bechtle: *Was blüht denn da?* Kosmos-Verlag, 2015

Bachofer, Mark & Joachim Mayer: *Der neue Kosmos-Baumführer*, Kosmos-Verlag, 2015

Beiser, Rudi: *Tee aus Kräutern und Früchten.* Kosmos-Verlag, 2015

Fischer, Wolfgang K.: *Welche Heilpflanze ist das?* Kosmos-Verlag, 2005

Schönfelder, Peter und Ingrid: *Der Kosmos-Heilpflanzenführer.* Kosmos-Verlag, 2015

Spohn, Margot und Roland: *Komos-Baumführer Europa*, Kosmos-Verlag, 2011.

Stumpf, Ursula: *Unsere Heilkräuter.* Kosmos-Verlag, 2016

Stumpf, Ursula: *Heilpflanzen und ihre giftigen Doppelgänger.* Kosmos-Verlag, 2014.

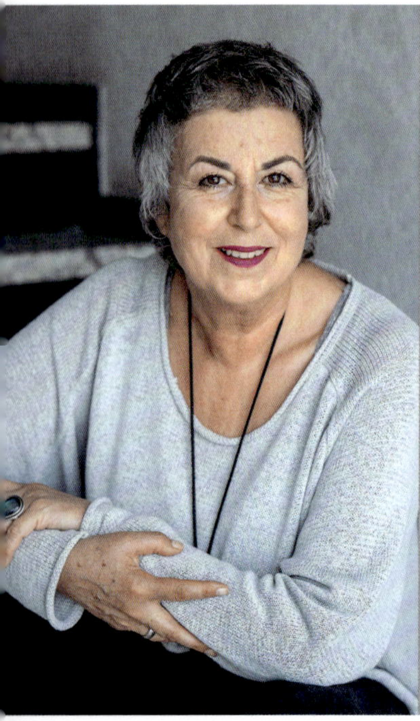

CHRISTINE FUCHS

lebt ihre Leidenschaft fürs Räuchern seit nahezu 25 Jahren. Ihr beruflicher Werdegang begann jedoch eher klassisch: BWL-Studium, 17 Jahre schwäbischer Automobilkonzern im Bereich der Organisationsentwicklung.

Mehrere Räucher- und Heilpflanzenausbildungen und eine unsagbare Portion Mut führten 2008 zur Gründung der Räuchermanufaktur LAB.DANUM in Magstadt, die einen Onlineshop, einen kleinen Räucherladen und ein Kursprogramm umfasst.

2019 wurde sie vom Bundesministerium für Wirtschaft und Energie im Rahmen der Initiative »FRAUEN unternehmen« als Vorbild-Unternehmerin ausgezeichnet. Im Zuge dessen berät sie Frauen auf dem Weg in die Selbstständigkeit. Mit dem Räucherwissen alter Kulturen die seelischen und mentalen Herausforderungen des modernen Alltag zu bereichern ist auch hier ihr Anliegen. **www.labdanum.de, www.christinefuchs.de**

REGISTER

RÄUCHERWERK IM ÜBERBLICK

RÄUCHERSTOFFE

RÄUCHER-MISCHUNGEN

HERZLICHEN DANK AN ALLE,

die Projekte wie dieses ermöglichen. Dazu gehören unsere Ahnen, die die Tradition der Raunächte weitergegeben haben. Sie als Leser*innen, die sich heute wieder davon berühren lassen. Zudem alle, die „Hand anlegen", bis es im Buchhandel ist. Und natürlich die Natur, die uns die duftenden Gaben schenkt. Danke dafür!

IMPRESSUM

Mit 97 Fotos. 33 von Roberto Bulgrin: S. 2 oben, 4, 6, 11, 12, 13, 17, 18, 20, 23, 25, 26, 27 31, 34, 35, 36, 41, 43, 45, 46, 47, 53, 55, 59, 60, 61, 62, 63, 68, 76, 77, 78, sowie 6 der Fotos auf der vorderen und hinteren Buchklappe; 19 von Andrea Maucher, www.farbundstilreich.de: S. 14, 42, 48, 64, 65, 66, 69, 81, 83 (alle), 84 (beide), 85 (alle), 106; 5 von Fotolia: S. 7, 8, 9, 21, 67; 11 von Stefan Hohloch/www.stefanhohloch.de: S. 2, 3, 15, 32; 38, 44, 57, 71, 72, 79; 8 von unsplash: S. 49/Marko Horvat, S. 50/Ella Gomez, S. 51/Matt Benson, S. 52/Ben White, S. 54/Petr Sidorov, S. 56/Max Suharev, S. 58/aaron burden, S. 73/Hannah Olinger; 4 von Adobe Stock: S. 86/Rustic Witch S. 91/jbphotographylt, S. 92/KOSIM, S. 102/Sonja Birkelbach; 5 von istock: S. 28/Fabián Ponce, S. 88/Wirestock, S. 96/Anka100, S. 98/Oleg Kopjew, S.101/Maria Sannikova; 2 von shutterstock: S. 89/Marisol Araujo, S. 94/Jozef Klopacka; 4 von Christine Fuchs: S. 33, 74, 80, 82, sowie erstes Foto auf der vorderen Buchklappe

Umschlaggestaltung von Gramisci Editorial Design, München/Claudia Geffert unter Verwendung eines Fotos von Vera Lair. Das Foto zeigt eine Person, die ein Räucherbündel hält.

Unser gesamtes Programm finden Sie unter
kosmos.de/nymphenburger

Gedruckt auf chlorfrei gebleichtem Papier
Aktualisierte Ausgabe © 2024
nymphenburger in der
Franckh-Kosmos Verlags-GmbH & Co. KG,
Pfizerstraße 5–7, 70184 Stuttgart
1. Auflage erschienen 2013 in der Franckh-Kosmos Verlags-GmbH & Co. KG, Stuttgart

ISBN 978-3-96860-059-8
Projektleitung und Lektorat: Dr. Stefan Raps, Laila Prota
Satz: DOPPELPUNKT, Stuttgart
Produktion: Nina Renz
Druck und Bindung: Westermann Druck Zwickau GmbH, Zwickau
Printed in Germany / Imprimé en Allemagne

FSC
www.fsc.org
MIX
Papier | Fördert gute Waldnutzung
FSC® C110508

3

DEZEMBER · WINTER-SONNWENDE

Advent- und Weihnachtszeit

Die vier Adventswochen bereiten uns auf die Ankunft des Lichtes vor. Innere Einkehr bei Kerzenschein, Momente der Meditation und eine klare Stille sind die wichtigsten Begleiter dieser Zeit, um sich auf den bevorstehenden Höhepunkt des Jahres vorzubereiten: die Geburt des Lichtes mit der Winter-Sonnwende und dem Weihnachtsfest.

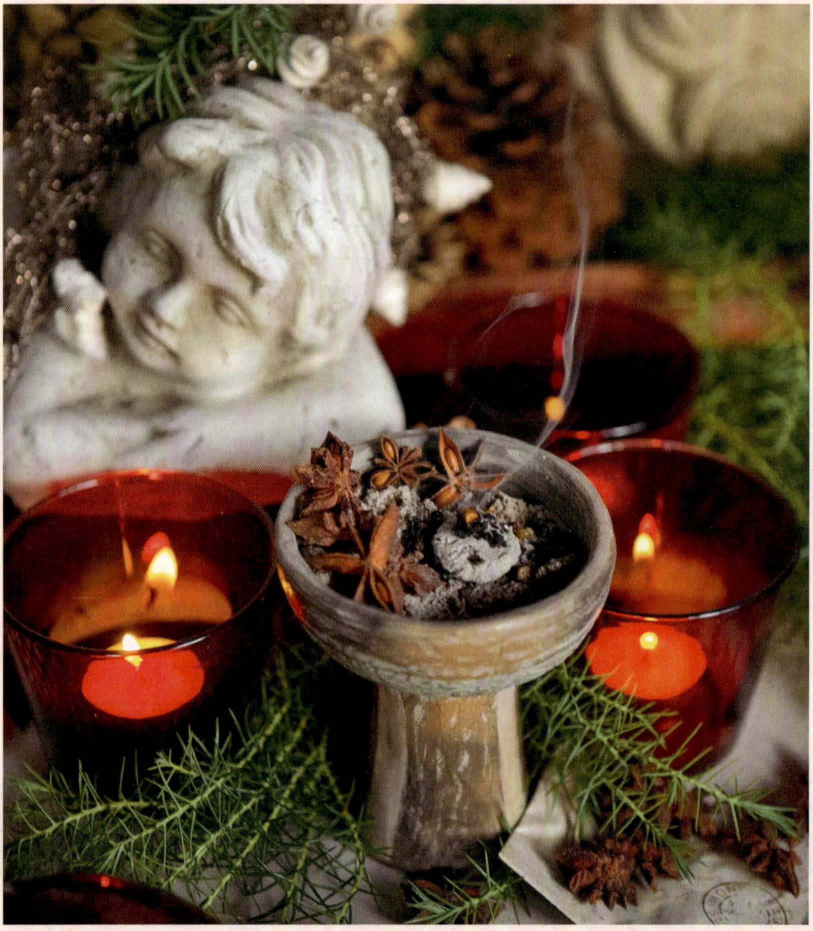